Handstand lernen für Anfänger

Lerne den Handstand mit einfachsten Mitteln und steigere deine Kraft und Körperbeherrschung

Auflage 2016

Inhalt

Einleitung

Motivation: Was bringt mir ein Handstand?

Der Handstand ist in vielen Sportarten nicht wegzudenken. Beispiele sind Gerätturnen, Akrobatik und Yoga. Aber auch zur Steigerung der körperlichen Fitness ist der Handstand im Rahmen von Körpergewichtsübungen bestens geeignet. Im Folgenden nenne ich dir ein paar Fähigkeiten, welche sich auf deinem Weg zum perfekten Handstand mit Sicherheit verbessern werden:

Kraft: Mit dem Handstand trainierst du deinen ganzen Körper. Vor allem deine Schultern und Arme werden sich enorm kräftigen.

Koordination: Keine andere Übung schult deine Koordinationsfähigkeit so stark wie der Handstand. Du wirst eine Kontrolle über Muskeln deines Körpers erlangen, über deren Existenz du noch nie nachgedacht hast. Auch in anderen Sportarten wird dir deine gesteigerte Koordination Vorteile bringen.

Balance: Du wirst ein viel besseres Gefühl für die Lage deines Körperschwerpunkts bekommen. Außerdem steigerst du deine feinmotorischen Fähigkeiten, welche für eine gute Balance benötigt werden.

Verbesserte Körperhaltung: Die zusätzliche Muskulatur und Beweglichkeit werden deine Körperhaltung auf eine völlig neue Ebene heben.

Der Anspruch dieses Buches

Wofür ein Buch zum Thema Handstand schreiben, wenn das Internet vor Informationen geradezu überquillt? Warum Geld ausgeben, wenn jeder Bodybuilder auf einschlägigen Videoplattformen seine erfolgversprechende Formel für den perfekten Handstand teilt? Du bemerkst sicherlich schon das Problem: Die Menge und die fragwürdige Qualität der im Internet vermittelten Informationen.

Dieses Buch zielt nicht darauf ab, das umfassendste Werk zu diesem Thema zu sein. Du hältst hier nicht die Bibel für Handstandakrobaten in den Händen. Im Gegenteil: Ich möchte so wenig deiner kostenbaren Zeit wie möglich verschwenden und dir ausschließlich Dinge an die Hand geben, die erwiesenermaßen funktionieren. Du findest hier keine 100 Kraftübungen, die du angeblich brauchst, um den Handstand zu lernen, sondern nur einige wenige, die sich in meinem Training und dem meiner Leser hervorragend bewährt haben. Ich turne nun seit über 15 Jahren und kann dir eines garantieren: Die gezeigten Übungen funktionieren. Garantiert. Alles, was du benötigst, ist der feste Wille, das Training durchzuziehen.

Der Aufbau dieses Buches

Um deinen Handstand so schnell wie möglich zu perfektionieren, verwende ich eine sehr einfache Methodik, welche sich wie ein roter Faden durch das gesamte Buch zieht: **Erst die Form, dann die Balance.** Um erfolgreich im Handstand stehen zu können, benötigst du eine absolut konsistente Körperhaltung. Deswegen werden wir zunächst daran arbeiten, diese mithilfe von spezifischem Krafttraining und Dehnungsübungen zu perfektionieren.

Anschließend folgt das Balancetraining. Hierfür werde ich dir ganz konkrete Techniken zeigen, mit denen du die Balance im Handstand findest und auch behältst. Ich habe das Gefühl, dass gerade im Internet das Thema Balance mehr oder weniger dem Zufall überlassen wird, nach dem Motto: „Mach' einfach viele Handstände, irgendwann bekommst du das Gefühl dafür". Man kann es so machen, es dauert dann nur ewig. Deswegen werde ich die Sache etwas technischer angehen.

Im Anschluss an das Balancetraining analysiere ich noch ein paar gängige Fehler und zeige dir passende Lösungen. Außerdem bringe ich dir bei, wie du am besten in den freien Handstand hinein und auch verletzungsfrei wieder heraus kommst.

Da ein Buch nicht immer ein ausreichendes Medium ist, um Bewegungsabläufe anschaulich darzustellen, findest du auf meiner Website www.stehen-auf-haenden.de alle Übungen aus diesem Buch auch als Video!

Jetzt aber Schluss mit den einführenden Worten! Los geht's mit dem Training!

Dein Wochenplan

Bevor du mit dem Training beginnst, solltest du dich fragen, wie viele Stunden pro Woche du erübrigen kannst. Im Folgenden sieht du den Ablaufplan einer Trainingseinheit. Sie dauert in der Regel 50-60 min. und beinhaltet sowohl Techniktraining als auch Krafttraining und Dehnung.

- Aufwärmen (ca. 10 min.)
- Schulterdehnung (ca. 10 min.) (falls erforderlich)
- Handstandtraining (20 min.) (je nach Trainingsstand)
    - Handstand mit dem Bauch zu Wand für bessere Form
    - Handstand - Balance - Übungen
    - Freier Handstand
- Krafttraining (20 min.)

Auf der nachfolgenden Seite stelle ich dir drei exemplarische Wochenpläne zur Verfügung. Sie sind in zwei, vier und sechs Stunden Training pro Woche unterteilt. Dabei solltest du wissen, dass zwei Stunden pro Woche erfahrungsgemäß das absolute Minimum an Zeit darstellt, welche du investieren musst.

Wie du in den Plänen erkennen kannst, alternieren die Krafttrainingszirkel innerhalb der Trainingseinheit im Verlauf der Woche. Das ist enorm wichtig, da deine Muskeln nach den Trainingseinheiten Zeit zur Erholung brauchen. Muskelaufbau findet während der Regeneration und nicht während des Trainings statt!

Wie du siehst, habe ich die Wochenpläne in Anfänger und Fortgeschrittene unterteilt. Die Unterteilung bezieht sich ausschließlich auf die Krafttrainingszirkel, welche beim jeweiligen Training absolviert werden.

Befolge beim Krafttraining nicht starr die Unterteilung zwischen Anfänger und Fortgeschrittenen. Wenn du merkst, dass dich eine Übung aus dem Anfängerzirkel unterfordert, tausche sie umgehend durch die entsprechende Übung aus dem Fortgeschrittenenzirkel aus.

6-Stunden Plan

Anfänger						
MO	DI	MI	DO	FR	SA	SO
Trai-ning (Zir-kel 1)	Trai-ning (Zir-kel 2)	Trai-ning (Zir-kel1)	Trai-ning (Zir-kel 2)	Trai-ning (Zir-kel 1)	Trai-ning (Zir-kel 2)	Frei

Fortgeschrittene						
MO	DI	MI	DO	FR	SA	SO
Trai-ning (Zir-kel 3)	Trai-ning (Zir-kel 4)	Trai-ning (Zir-kel 3)	Trai-ning (Zir-kel 4)	Trai-ning (Zir-kel 3)	Trai-ning (Zir-kel 4)	Frei

4-Stunden Plan

Anfänger						
MO	DI	MI	DO	FR	SA	SO
Trai-ning (Zir-kel 1)	Trai-ning (Zir-kel 2)	Frei	Trai-ning (Zir-kel 1)	Trai-ning (Zir-kel 2)	Frei	Frei

Fortgeschrittene						
MO	DI	MI	DO	FR	SA	SO
Trai-ning (Zir-kel 3)	Trai-ning (Zir-kel 4)	Frei	Trai-ning (Zir-kel 3)	Trai-ning (Zir-kel 4)	Frei	frei

2-Stunden Plan

Anfänger						
MO	DI	MI	DO	FR	SA	SO
Frei	Trai-ning (Zir-kel 1)	Frei	Frei	Trai-ning (Zir-kel2)	Frei	frei

Fortgeschrittene						
MO	DI	MI	DO	FR	SA	SO
Frei	Trai-ning (Zir-kel 3)	Frei	Frei	Trai-ning (Zir-kel 4)	Frei	frei

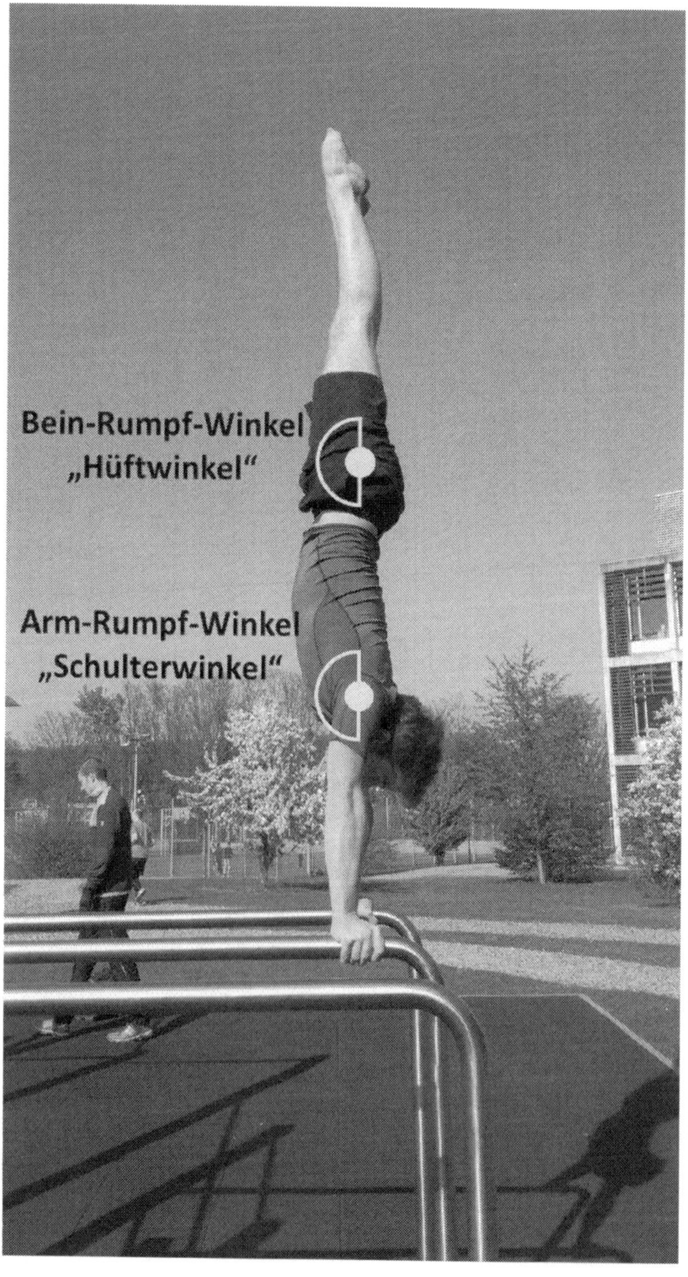
Bein-Rumpf-Winkel
„Hüftwinkel“
Arm-Rumpf-Winkel
„Schulterwinkel“

Die körperlichen Vorrausetzungen

Eines vorab: Wenn du gewillt bist, einen Handstand zu lernen, dann kannst du dieses Ziel auch erreichen, egal ob du groß, klein, dick oder dünn bist. Dabei zählt nämlich hauptsächlich der Wille und die Bereitschaft, auf täglicher Basis zu trainieren. Dennoch solltest du überprüfen, ob du die folgenden körperlichen Voraussetzungen mitbringst, bevor du mit dem eigentlichen Handstandtraining beginnst. Dabei handelt es sich vor allem um ein notwendiges Maß an Kraft und Beweglichkeit. Falls du diese Voraussetzungen nicht bereits besitzt, zeige ich dir selbstverständlich Möglichkeiten, sie zu erlangen!

Aktive und passive Beweglichkeit in der Schulter

Für einen guten Handstand spielt eine ausreichende Beweglichkeit der Schulter eine große Rolle. Zum einen musst du dein Schultergelenk weit genug bewegen können, um exakt über deinem Körperschwerpunkt zu stehen. Zum anderen geht ein großer Teil der Balance von der Schulter aus. Wenn von Beweglichkeit die Rede ist, wird zwischen aktiver und passiver Beweglichkeit unterschieden. Im Folgenden werde ich dir den Unterschied erklären.

Passive Beweglichkeit umfasst den Bewegungsradius, den du durch die Einwirkung äußerer Kräfte erreichen kannst. Ein gutes Beispiel ist der Spagat am Boden. Hier benutzt du dein eigenes Gewicht, um deine Beine auseinander zu bewegen. Es ist keinerlei Muskelaufwand nötig. In Bezug auf die Schulter bedeutet dies, dass deine Muskeln und Bänder einen ausreichenden Bewegungsradius des Gelenks zulassen. Für den Handstand brauchen wir von dem herabhängenden Arm aus betrachtet einen Bewegungsradius von Minimum 180° (besser mehr!). Wenn du diese Beweglichkeit bei Dehnübungen erzielst, bedeutet das aber noch lange nicht, dass du sie auch bei deinen Übungen abrufen kannst, wo wir schon im Bereich der aktiven Beweglichkeit wären.

Aktive Beweglichkeit umfasst den Bewegungsradius, der durch eigene Muskelkraft erreicht werden kann. Im Falle des Handstandes bedeutet das, dass du deine Arme aus eigener Kraft bis senkrecht über den Kopf oder noch weiterbewegen kannst. Leider gelingt Vielen schon diese Übung nicht. Gerade Personen, die intensiv Krafttraining (z.B. im Fitnessstudio) betreiben, scheitern häufig. Das kommt vor allem daher, dass sie ihre großen Muskelgruppen sehr viel trainieren, aber die kleinen Schultermuskeln vernachlässigen. Außerdem betreiben sie häufig zu wenig Dehnung, sodass die verkürzten Muskeln ihren Bewegungsradius einschränken.

Glücklicherweise gibt es einen einfachen Test, um zu überprüfen, ob bei dir ausreichend aktive und passive Beweglichkeit in den Schultern vorhanden ist. Leg' dich dazu einfach auf den Bauch und streck' die Arme vor dir aus. Die Stirn soll auf dem Boden aufliegen und sich von dort auch nicht wegbewegen. Versuche nun, beide Arme gestreckt vor dir anzuheben. Für einen Handstand sollten sie mindestens die Waagerechte erreichen. Zur Überprüfung rate ich dir, entweder eine andere Person hinzu zu holen oder dich selbst zu filmen.

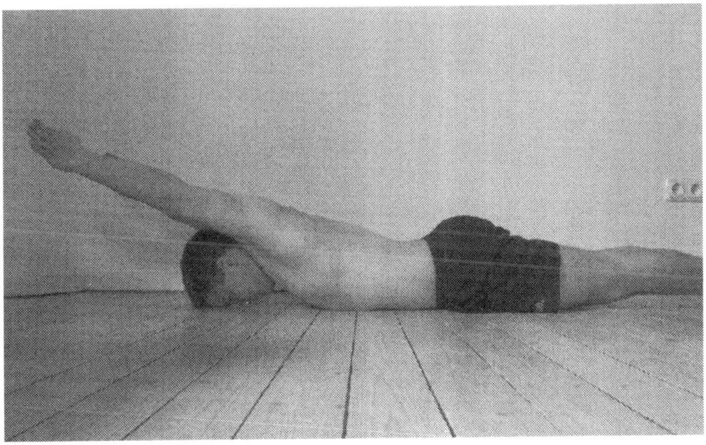

Falls du noch nicht ausreichend beweglich in den Schultern bist, findest du die Lösung in den Kapiteln „Dehung“ (passive Beweglichkeit) und „Funktionales Krafttraining“ (aktive Beweglichkeit).

Die Lendenwirbelsäule

Hast du dich schon einmal gewundert, wie Turner, Akrobaten und Artisten ihren Körper förmlich zu einem Brett erstarren lassen können? Neben ständigem Training der Rumpfmuskulatur ist vor allem das Kippen der Hüfte und die Streckung der Lendenwirbelsäule entscheidend.

Ich möchte dich an dieser Stelle auffordern, ein Experiment zu machen, damit du auch wirklich verinnerlichst, was ich meine. Leg' dich dazu flach auf den Rücken, wobei der Kopf unbedingt den Boden berühren sollte. Nun versuch', deine flache Hand im Lendenwirbelbereich zwischen Rücken und Boden zu schieben. Vermutlich wird es dir sehr leicht gelingen. Das ist völlig normal für Menschen, die nicht speziell trainieren.

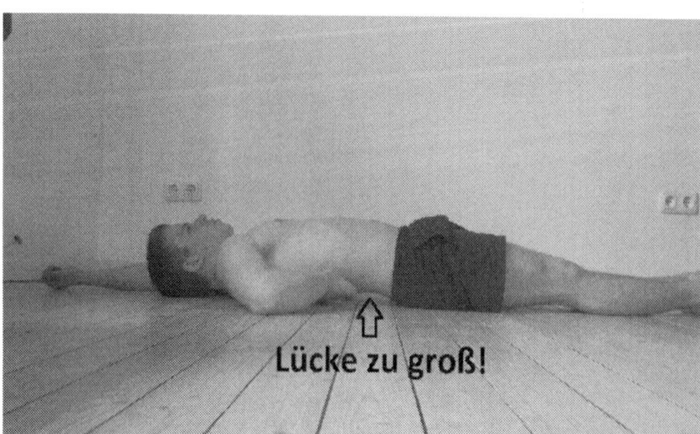

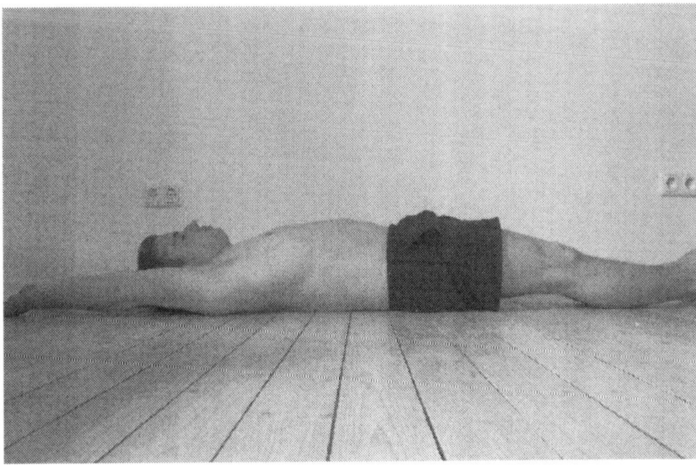

Um diese Lücke zwischen deinem unteren Rücken und dem Boden zu schließen sind zwei Dinge erforderlich.

- Anspannung der Bauchmuskulatur
- Anspannung der Gesäßmuskulatur

Merkst du, wie sich dein Becken ein wenig kippt? Du solltest nun merken, wie sich die Lücke unter deiner Lendenwirbelsäule verkleinert und im besten Fall vollständig schließt.

Genau dieses Kippen des Beckens und die Streckung der Lendenwirbelsäule benötigen wir, um im Handstand absolut gerade zu stehen und maximale Körperspannung aufzubauen. Für die meisten Menschen reicht der Krafttrainingsplan in diesem Buch, um die gewünschte Position zu erreichen. Falls du zu den Menschen gehörst, die unter einer sehr ausgeprägten Hohlkreuzhaltung leiden, kann ich dir zusätzlich noch die Dehnungsübungen aus dem Kapitel „Das chronische Hohlkreuz“ empfehlen.

Dehnung

In diesem Kapitel stelle ich dir mehrere Übungen zur Dehnung deiner Schultern und Handgelenke vor. Im Allgemeinen gelten folgende Faustregeln:

1. **Dehnübungen sollten nach dem Aufwärmen und vor dem eigentlichen Training durchgeführt werden.** Die Ausnahme bilden Sportarten, die einen sehr hohen Muskeltonus benötigen. Dies ist bei uns nicht der Fall.
2. **Jede Übung sollte für mindestens zwei Minuten durchgeführt werden.** Dabei kannst du dir aussuchen, ob du die Übung über diesen Zeitraum statisch hältst oder dich durch leichtes Wippen dynamisch an der Schmerzgrenze bewegst.

Zusätzlich zu deiner Dehnung empfehle ich noch eine kurze Lockerung nach jedem Krafttraining. Dazu werden die Dehnübungen nur für 10 Sekunden gehalten. Du solltest diese Zeit nicht überschreiten, da deine Muskulatur nach dem Krafttraining ermüdet ist und beschädigt werden könnte, wenn sie zu heftig gedehnt wird. Die Lockerung dient ausschließlich dem Erhalt deiner Beweglichkeit.

Schultern

Im Kapitel „Körperliche Voraussetzungen“ hatte ich dir bereits erklärt, warum Schulterbeweglichkeit so entscheidend ist und was sich hinter der Unterscheidung zwischen aktiver und passiver Beweglichkeit verbirgt. Wenn der Beweglichkeitstest nicht zufriedenstellend war, dann zeige ich dir in diesem Kapitel zwei Übungen, um deine passive Schulterbeweglichkeit zu verbessern.

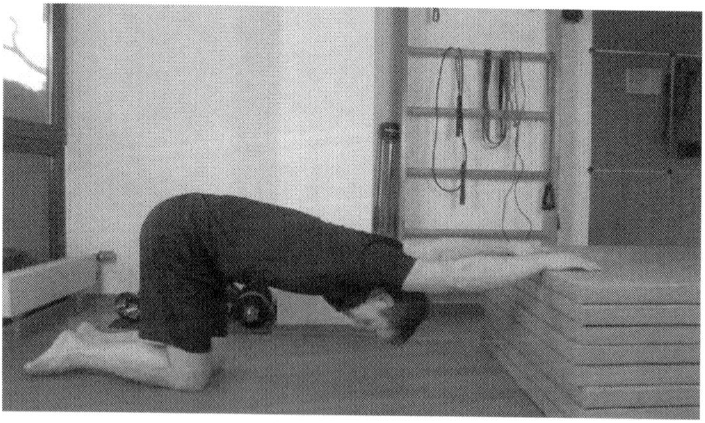

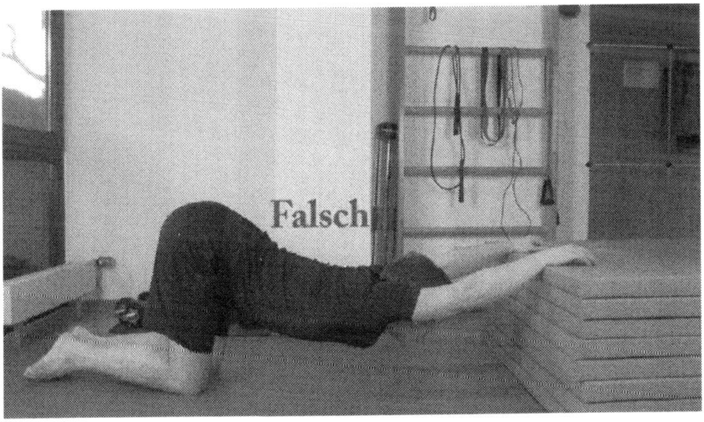

Position

- Kniend vor einer Erhöhung
- Handflächen auf der Erhöhung

Durchführung

- Schultern werden Richtung Boden bewegt
- Bauch bleibt durchgehend angespannt
- Gerader Rücken, kein Hohlkreuz

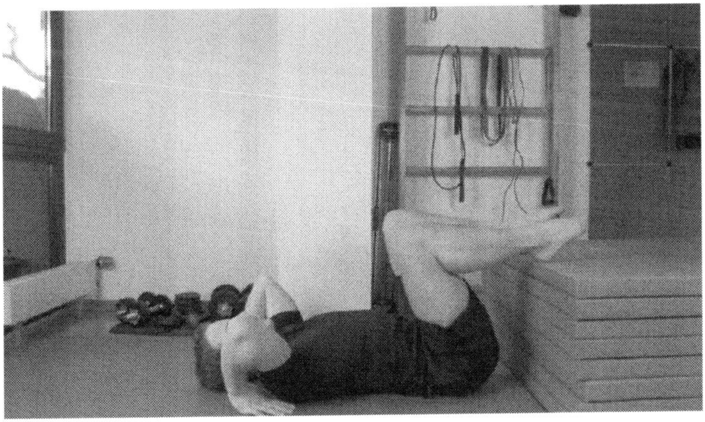

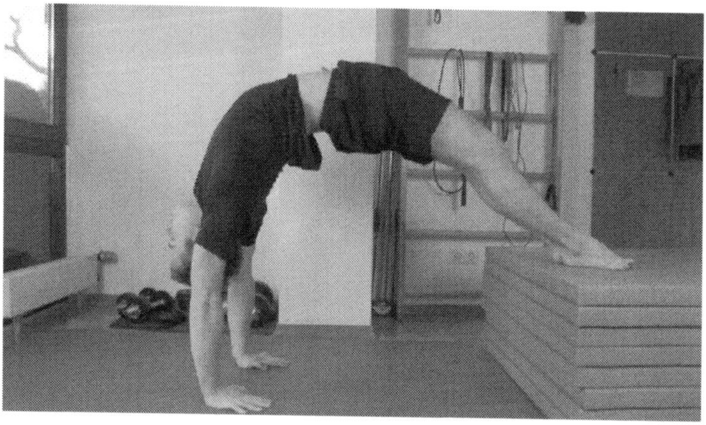

Position

- Brücke
- Hände auf dem Boden
- Füße auf einer Erhöhung

Durchführung

- Beine nach Möglichkeit strecken
- Schultern von der Erhöhung wegschieben

Tipps

- Die Erhöhung dient dazu, den Rücken zu entlasten und die Schulter stärker zu dehnen. Variiere die Höhe je nach Bedarf.
- Eine Haltezeit von 30 Sekunden ist genügend

Handgelenke

Die folgenden Übungen dienen zur Dehnung und Lockerung der Handgelenke und bereiten sie auf die Druckbelastung im Handstand vor.

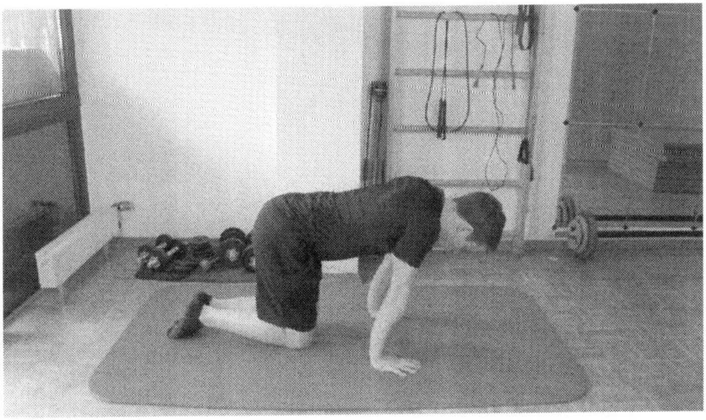

Position

- Kniend
- Hände auf dem Boden

Durchführung

- Vorlage der Schulter, bis ein Dehnungsreiz spürbar ist
- Je näher die Hände an den Knien sind, desto intensiver die Dehnung

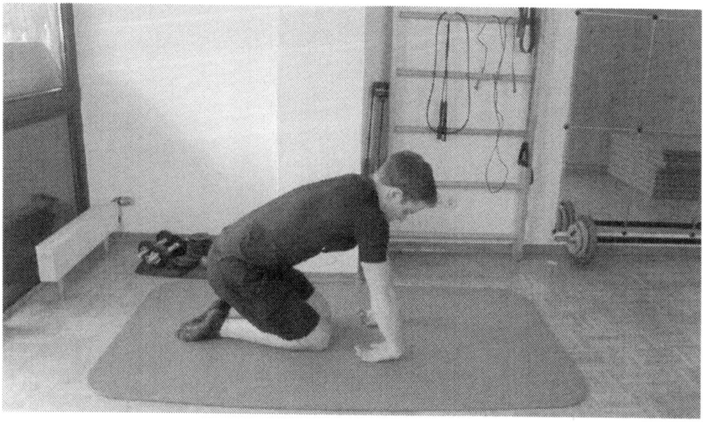

Position

- Kniend
- Handrücken auf dem Boden

Durchführung

- Langsam auf die Fersen setzen
- Je weiter die Hände von den Knien entfernt sind, desto intensiver die Dehnung

Funktionales Krafttraining

In diesem Kapitel zeige ich dir diverse Kraftübungen zur Steigerung deiner aktiven Beweglichkeit und Körperspannung. Ich habe das Krafttraining in vier verschiedene Zirkel aufgeteilt, um den Bedürfnissen von Anfängern und Fortgeschrittenen gerecht zu werden. Zirkel 1 und 3 trainieren die Rumpfmuskulatur, welche für die Körperspannung entscheidend ist. Zirkel 2 und 4 zielen vor allem auf die Schultermuskulatur ab. Im Folgenden habe ich die Übungen mit Anzahl Sätze und Wiederholungen bzw. Haltezeiten in einer Tabelle aufgeführt. Diese Angaben sind nur ein ungefährer Richtwert. Du solltest die Intensität immer an deinen Trainingsstand anpassen!

	Anfänger		Fortgeschrittene	
Rumpf	**Zirkel 1**		**Zirkel 3**	
	C+ Position halten	4 × 30 sec.	Schiffschaukel Rückenlage	3 × 30 sec.
	C- Position halten	4 × 30 sec.	Schiffschaukel Bauchlage	3 × 30 sec.
	Rakete	4 × 15 Wdh.	Langer Stütz	3 × 15 sec.
			Kerzenständer	3 × 5 Wdh.
Schulter	**Zirkel 2**		**Zirkel 4**	
	Schulter-drücken in Hockposition	4 × 15 Wdh.	Schulterdrücken mit geraden Beinen	3 × 15 Wdh.
	Handläufe in Hockposition	4 × 10 Wdh.	Handläufe mit geraden Beinen	3 × 10 Wdh.
	Armbeuger in Hockposition	4 × 10 Wdh	Armbeuger mit geraden Beinen	3 × 10 Wdh.
			Handstand Wandläufe	3 × 5 Wdh.

Allgemeine Einführung Stützposition

Bevor ich dir die ersten Übungen vorstelle, möchte ich dir die sogenannte „**Stützposition**“ näherbringen. Egal, ob Handstand oder Liegestütz, du wirst sie überall brauchen, wo du dich mit gestreckten Armen auf deinen Händen abstützt. Nur in dieser Position kannst du den vollen Bewegungsradius deiner Schultergelenke ausschöpfen.

Die Stützpostion erreichst du, indem du deine Schultern so stark wie möglich in Richtung Boden drückst, unabhängig davon, in welcher Position sich dein Körper befindet.

Im Liegestütz beispielsweise wird dein Rücken einen leichten Buckel machen. Dieser ist erwünscht!

Im Handstand führt die Stützposition in der Regel dazu, dass sich deine Arme vollständig strecken. Außerdem wird es sich anfühlen, als würdest du deinen Kopf zwischen deinen Schultern einklemmen. Ich werde die Stützposition im Verlauf des Buches mehrfach ansprechen. Nun weißt du, was damit gemeint ist!

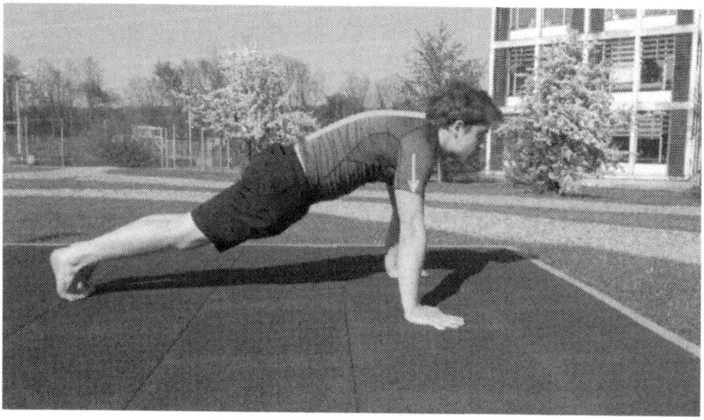

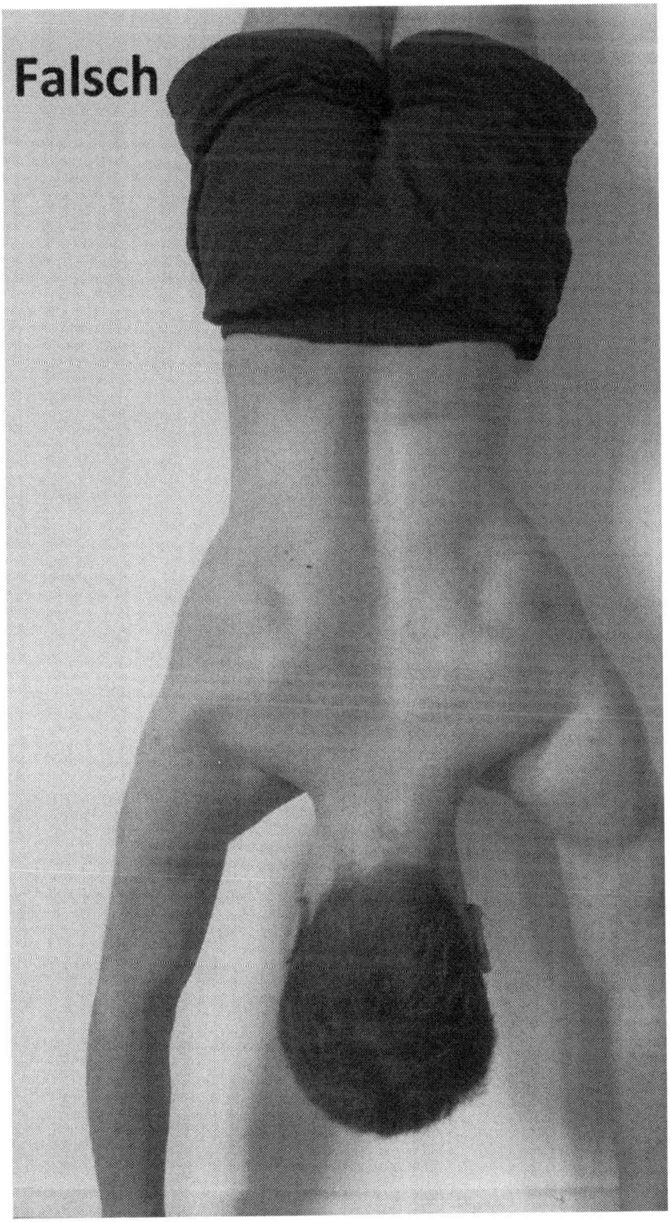
Falsch

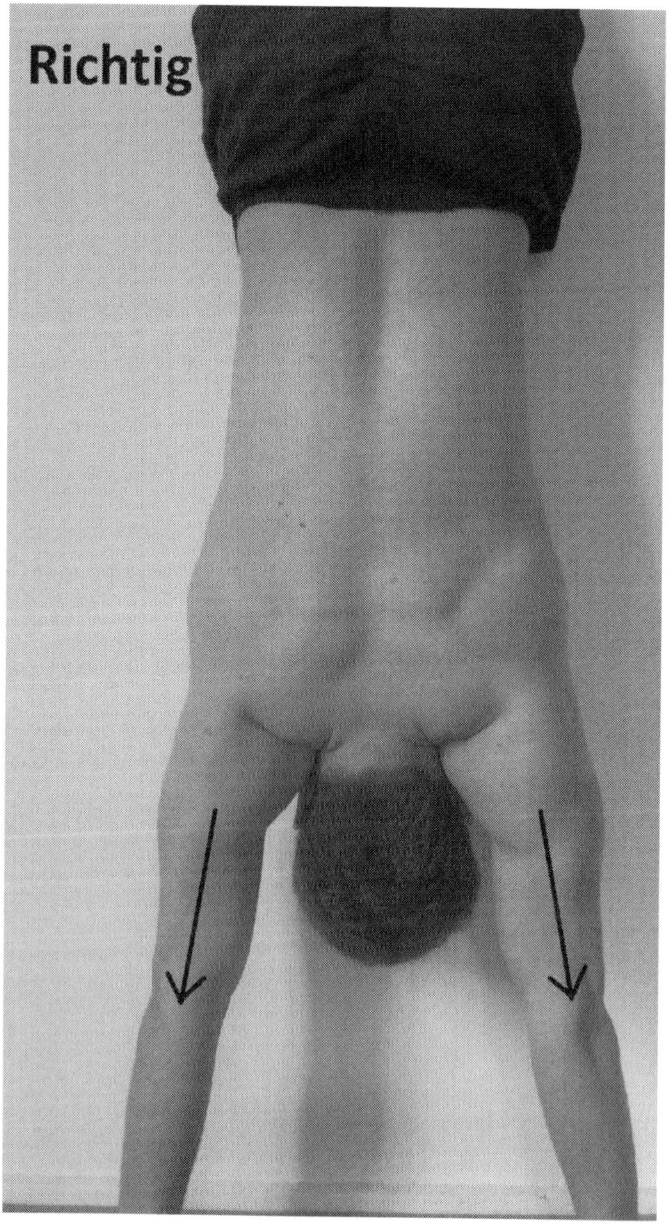
Richtig

C+ Position

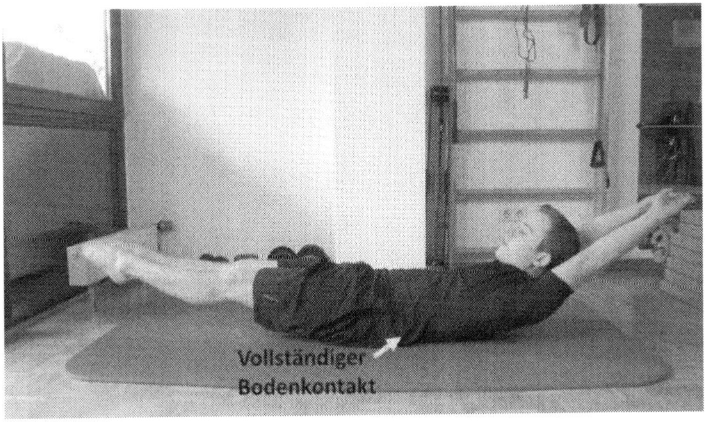

<u>Muskeln</u>

- Ganzkörper + Bauch intensiv

<u>Position</u>

- Rücken liegt auf dem Boden
- Der ganze Körper ist angespannt
- Arme und Beine werden dicht über dem Boden gehalten
- Lendenwirbelsäule hat Bodenkontakt

<u>Tipps</u>

- Beine etwas höher heben, falls die Lendenwirbelsäule noch nicht den Boden berührt

Schiffschaukel Rückenlage

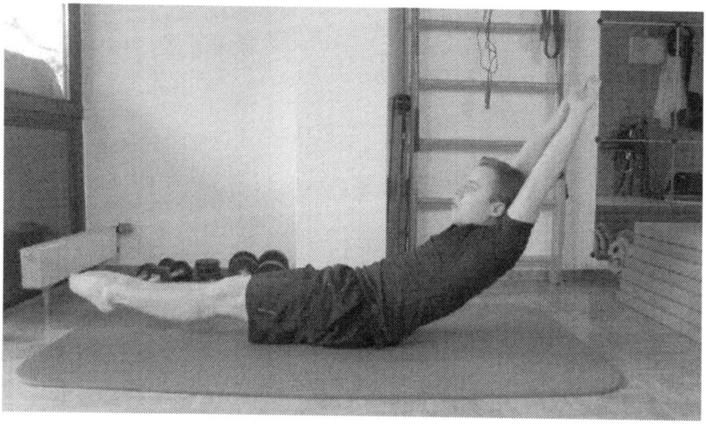

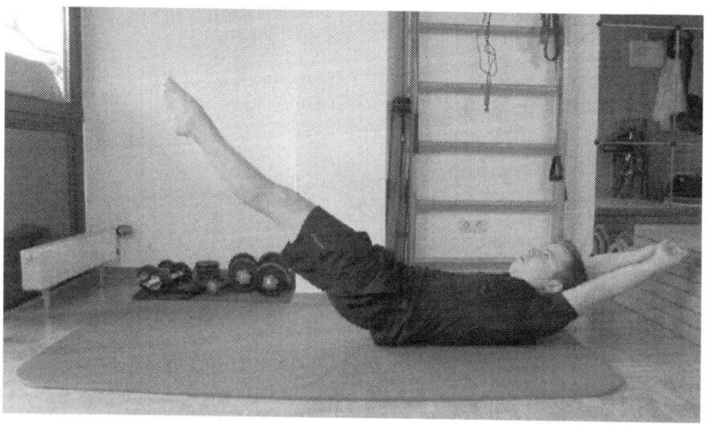

<u>Muskelgruppen</u>

- Ganzkörper
- Bauch intensiv

<u>Position</u>

- C+ Position wie oben beschrieben

Ausführung

- Schaukeln mit dem gesamten Körper
- Schwung wird mit den Beinen generiert

C- Position

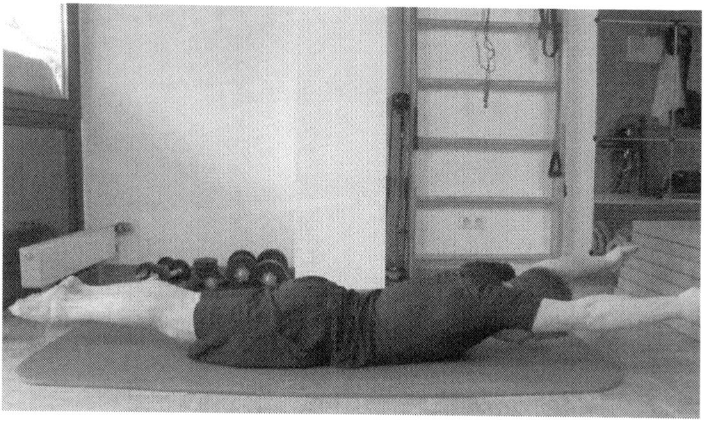

Muskelgruppen

- Ganzkörper
- Rücken + Schultern intensiv

Position

- Bauchlage
- Arme und Beine werden dicht über dem Boden gehalten
- Spannung im gesamten Körper
  Kopf neutral halten, nicht in den Nacken

Schiffschaukel Bauchlage

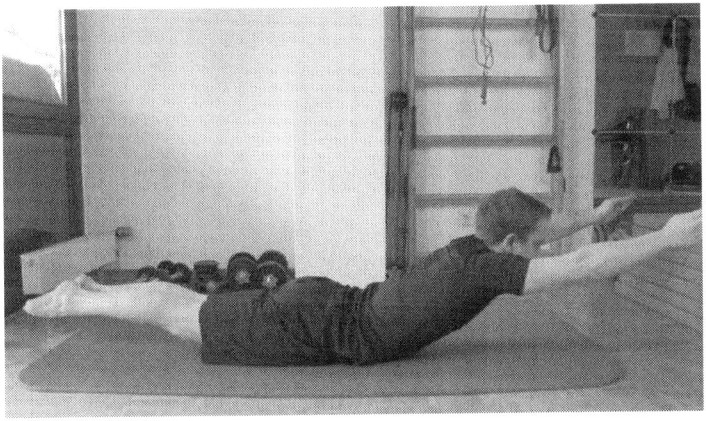

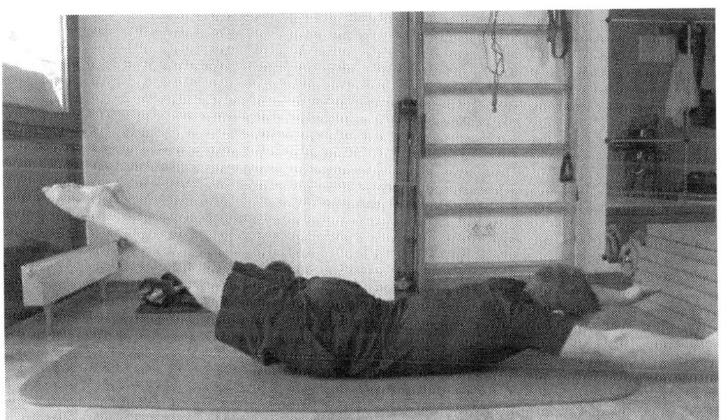

Muskelgruppen

- Ganzkörper
- Rücken + Schultern intensiv

Position

- C- Position wie beschrieben

Ausführung

- Schaukeln mit dem gesamten Körper
- Schwung wird aus dem Oberkörper generiert

Die Rakete

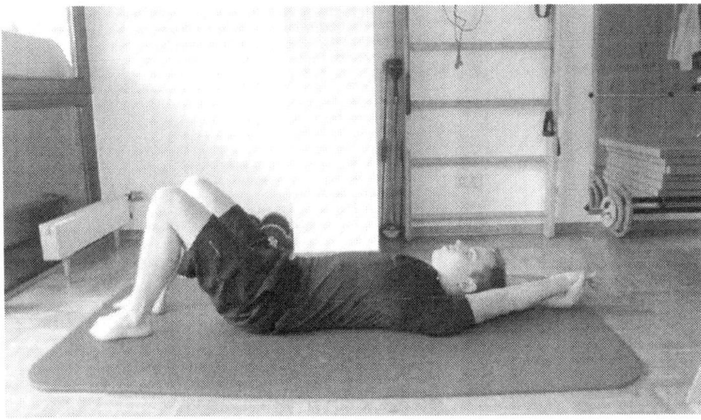

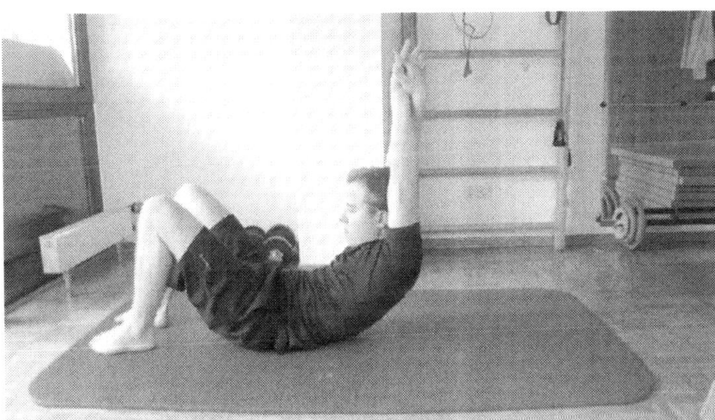

<u>Muskelgruppen</u>

- Bauch

<u>Position</u>

- Rückenlage

- Beine angewinkelt
- Hände über dem Kopf verschränkt
- Lendenwirbelsäule berührt den Boden

Ausführung

- Anheben, bis Arme senkrecht nach oben zeigen
- Absenken, bis Arme fast auf dem Boden liegen, nicht komplett ablegen

Langer Stütz

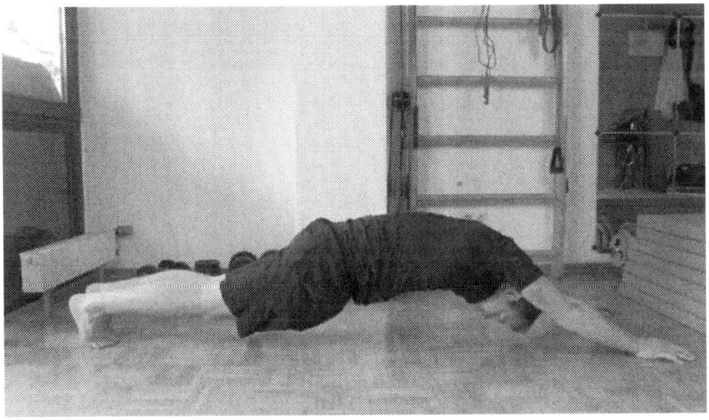

Muskelgruppen

- Ganzkörper + Bauch intensiv

Position

- Körper auf ganzer Länge gespannt
- Dicht über dem Boden halten
- Rücken ist leicht gerundet (C+ Position)

Tipps

- Zur Steigerung der Intensität auf glattem Boden und mit Socken durchführen

Kerzenständer

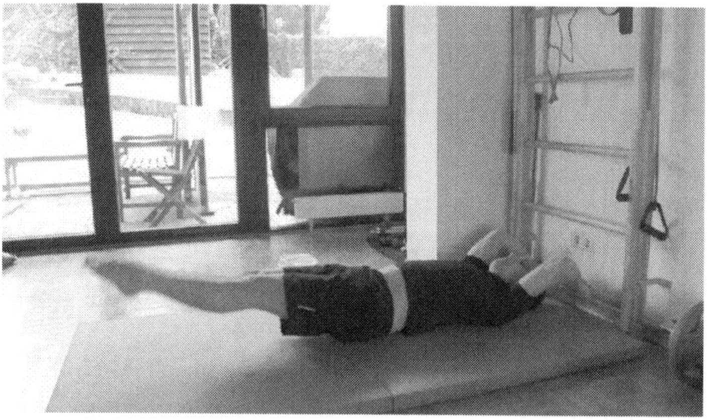

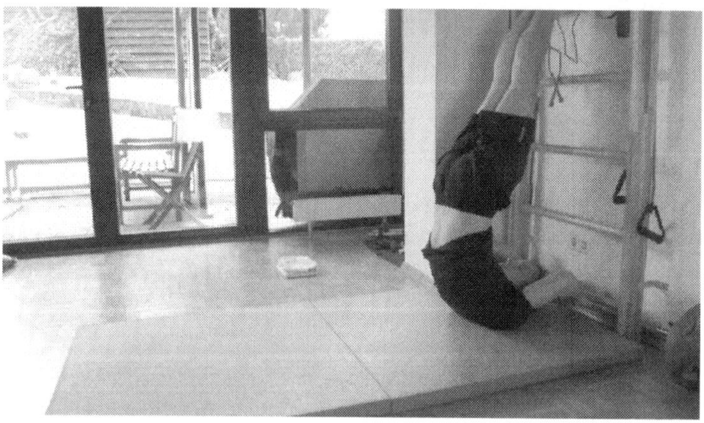

Muskelgruppen

- Ganzkörper + Bauch intensiv

Position

- Rückenlage

- Hände werden über dem Kopf fixiert (unter einer Couch, Trainingspartner stellt sich auf die Hände, Sprossenwand...)

Ausführung

- Beine werden gestreckt bis in die Senkrechte angehoben und wieder abgesenkt

Tipps

- Lendenwirbelsäule an der tiefsten Position auf den Boden pressen
- Je gestreckter der Hüftwinkel, desto schwerer die Übung

Schulterdrücken gehockt

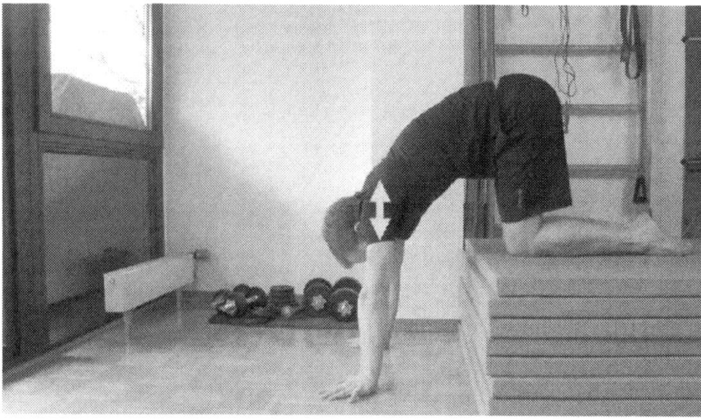

Muskelgruppen

- Schultern

Position

- Kniend
- Hände auf dem Boden
- Beine erhöht
- Schultern über den Händen

Ausführung

- Abwechselndes Herausschieben (Stützposition) und Einsinken in den Schultern
- Arme bleiben während der gesamten Zeit gestreckt

Tipps

- Je höher die Erhöhung, desto anstrengender die Übung

Schulterdrücken gebückt

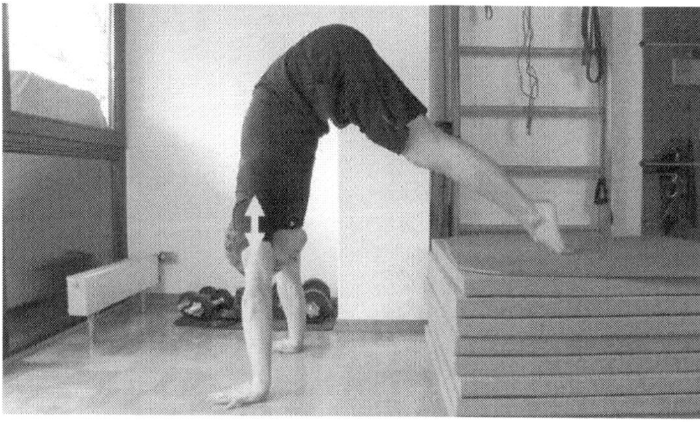

Muskelgruppen

- Schultern

Position

- Gebückte Körperhaltung
- Füße erhöht
- Schultern über den Händen
- Beine gestreckt

Ausführung

- Siehe „Schulterdrücken gehockt“

Tipps

- Siehe „Schulterdrücken gehockt“

Handläufe gehockt

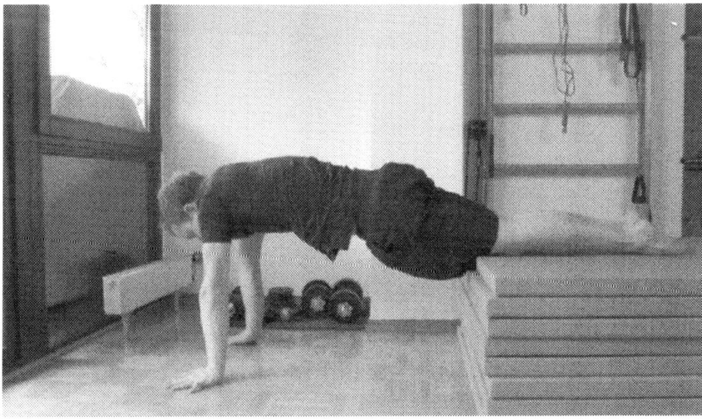

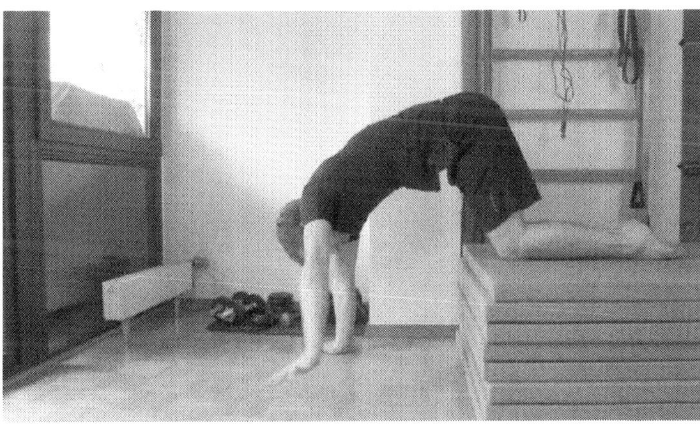

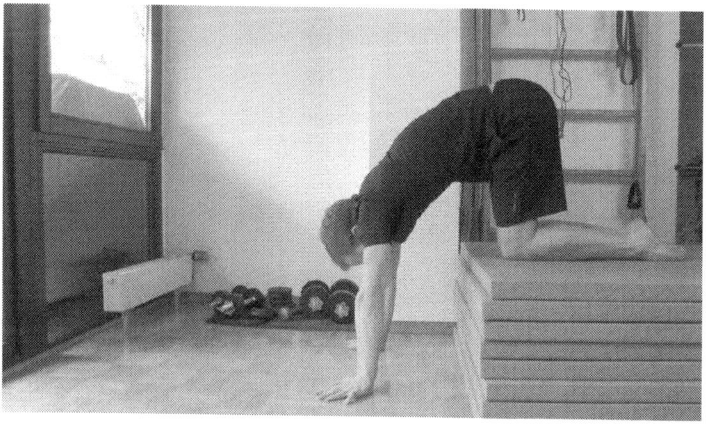

Muskelgruppen

- Schultern + Bauch

Position

- Kniend
- Hände auf dem Boden
- Beine erhöht
- Schultern über den Händen

Ausführung

- Mit kleinen Schritten nach vorne laufen bis zur vollständigen Streckung der Hüfte
- Anschließend Zurücklaufen mit kleinen Schritten
- Schulter ist zu jedem Zeitpunkt über den Händen
- Schultern dauerhaft in Stützposition

Handläufe gebückt

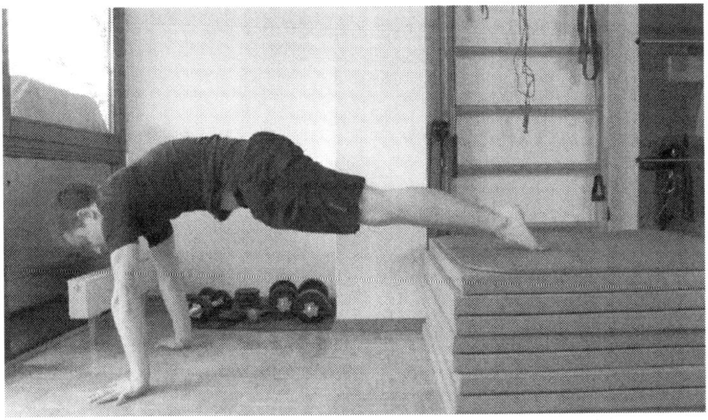

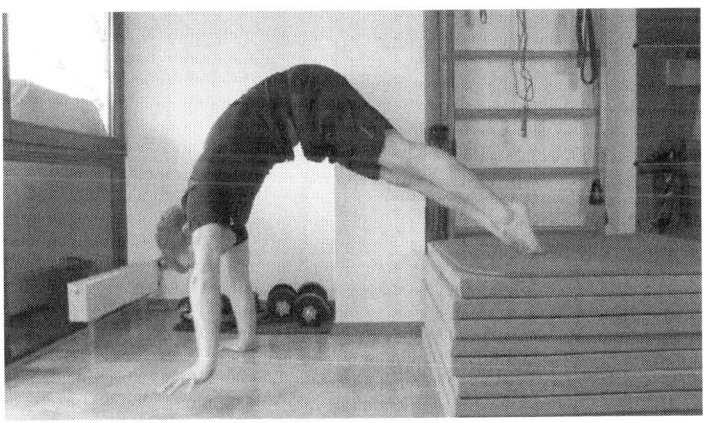

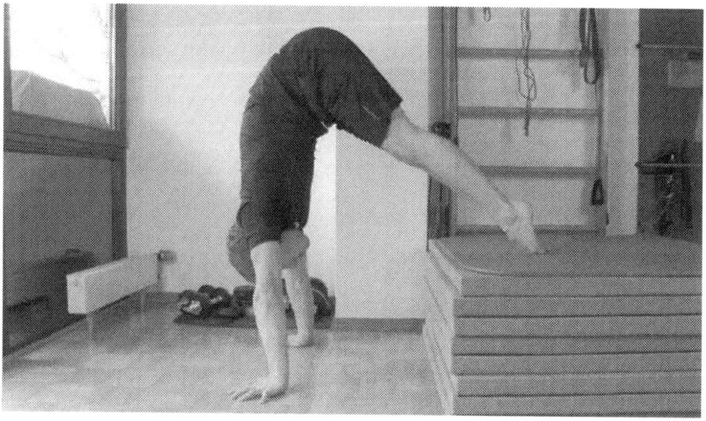

Muskelgruppen

- Schultern + Bauch

Position

- Gebückte Körperhaltung
- Hände auf dem Boden
- Füße erhöht
- Knie gestreckt
- Schultern über den Händen

Ausführung

- Siehe „Handläufe gehockt“

Armbeuger gehockt

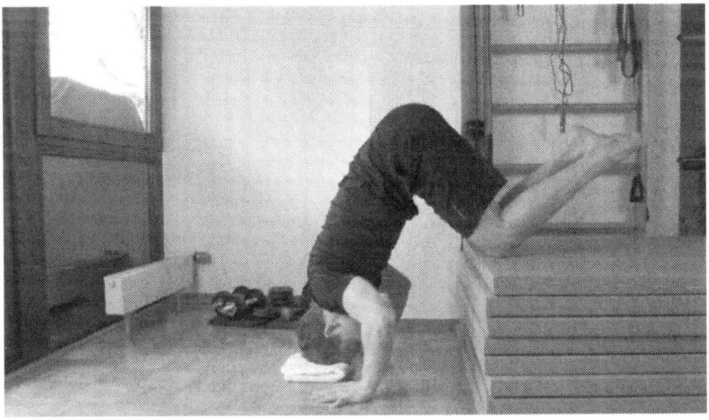

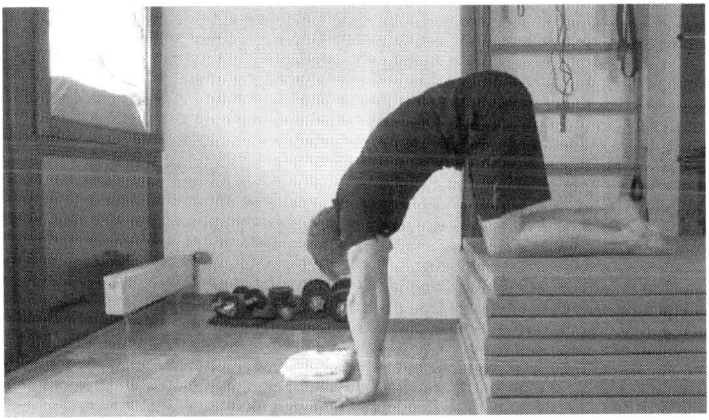

Muskelgruppen

- Schultern + Trizeps

Position

- Kniend
- Hände auf dem Boden

- Beine erhöht
- Schultern über den Händen

Ausführung

- Arme werden gebeugt, bis der Kopf den Boden berührt
- Anschließend werden die Arme wieder vollständig gestreckt und die Schulter wird am höchsten Punkt bis in die Stützposition gedrückt
- Ellbogen zeigen nicht nach außen, sondern so weit wie möglich parallel zum Körper

Tipps

- Je höher die Erhöhung, desto anstrengender die Übung

Armbeuger gebückt

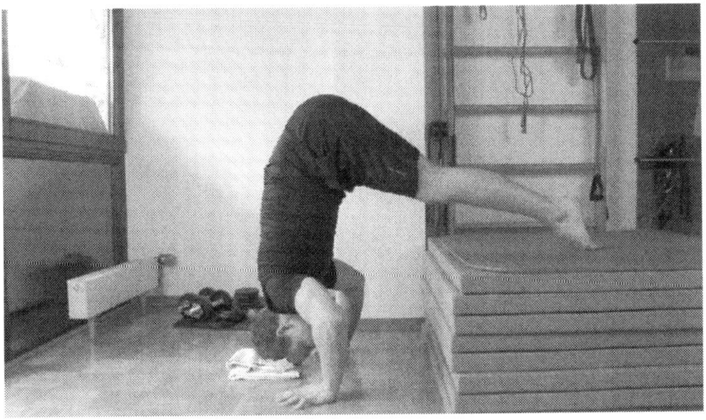

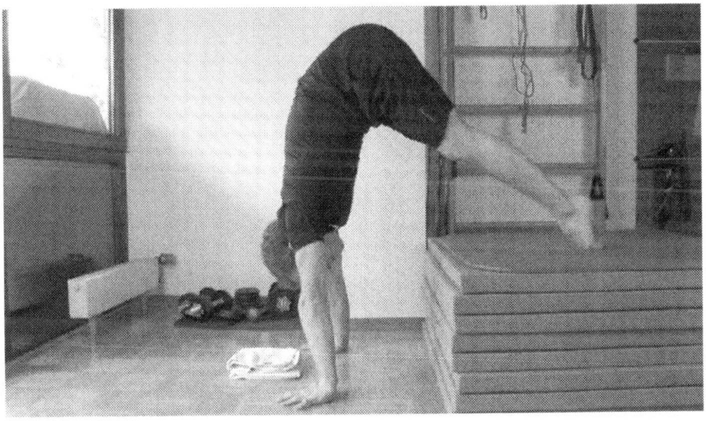

Muskelgruppen

- Schultern + Trizeps

Position

- Gebückte Körperhaltung
- Füße erhöht

- Schultern über den Händen
- Beine gestreckt

<u>Ausführung</u>

- Siehe „Armbeuger gebückt“

Handstand Wandlauf

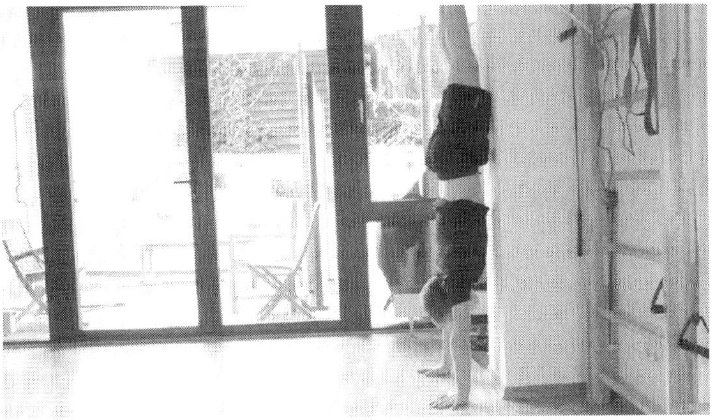

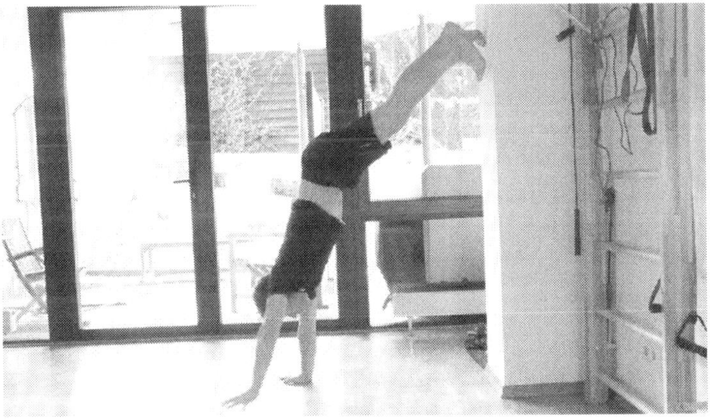

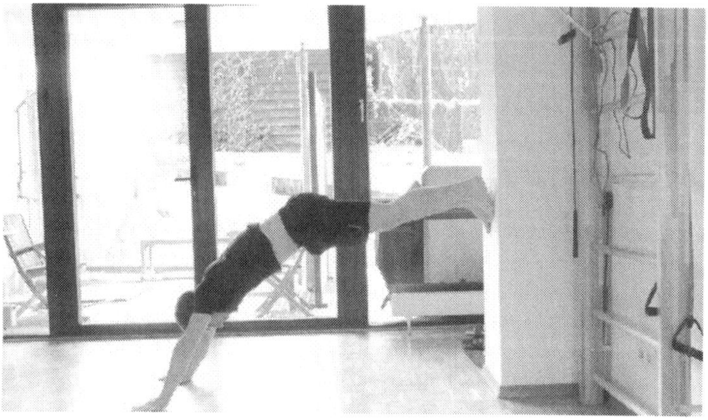

Muskelgruppen

- Ganzkörper intensiv

Position

- Beginnt im Handstand mit dem Bauch zur Wand (ausführliche Erklärung später)

Ausführung

- Mit den Händen von der Wand weglaufen
- Füße laufen die Wand abwärts
- So tief gehen, wie man sich zutraut (kann bis in den langen Stütz ausgeführt werden)
- Anschließendes Zurücklaufen in den Handstand
- Schulter bleibt während der ganzen Bewegung in Stützposition

Das Fundament: Die Körperhaltung

Wie man es nicht macht

Der Handstand ist wahrscheinlich die beste Körpergewichtsübung überhaupt. Trotzdem gibt es nur wenige Menschen, die einen soliden Handstand länger als zehn Sekunden halten können. Grund dafür sind häufig falsche Vorübungen. Meistens wird Anfängern empfohlen, zunächst einen Handstand mit dem Rücken zur Wand zu üben.

Ohne die entsprechende Anleitung führt die Position zu einer unerwünschten Fehlhaltung des Körpers, die im Nachhinein nur noch schwer abzutrainieren ist. Bei dem Versuch, mit den Füßen die Wand zu erreichen, bilden die meisten Anfänger ein starkes Hohlkreuz. Gerade deswegen laufen sie später Gefahr, während des Handstandes in die falsche Richtung umzukippen.

Auch in diesem Buch werde ich den Handstand mit dem Rücken zur Wand erklären, allerdings dann mit der richtigen Technik und der notwendigen Vorbereitung.

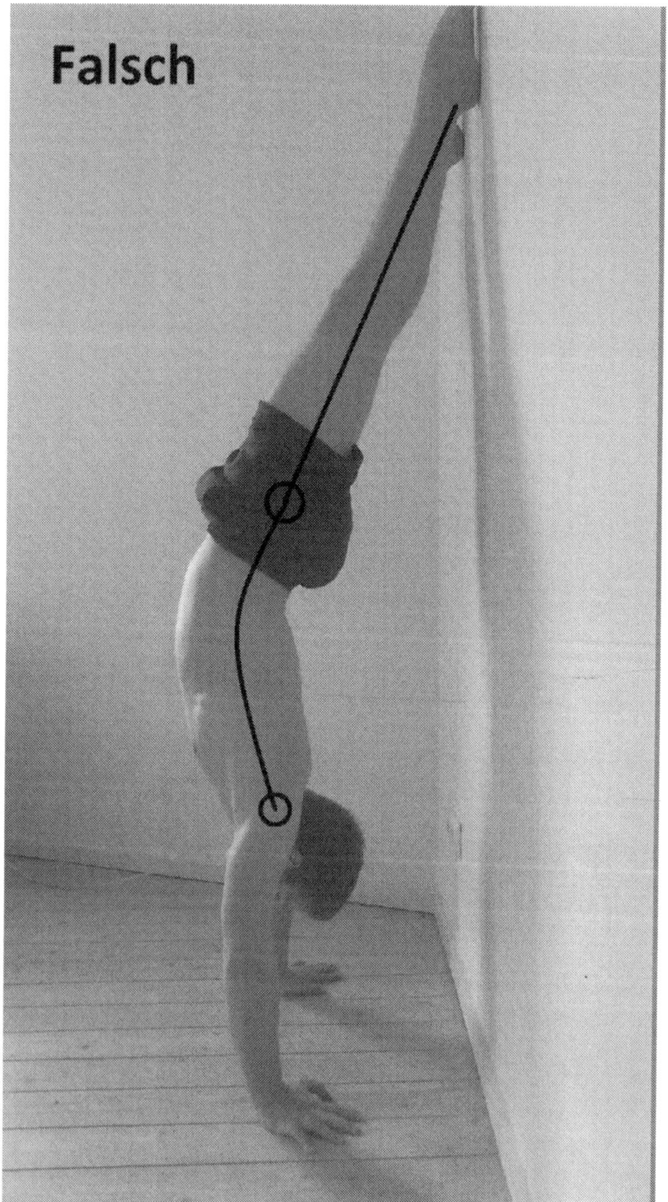
Falsch

Bauch zur Wand

Für eine perfekte Körperhaltung im Handstand benötigst du nur eine einzige Übung: Den Handstand mit dem Bauch zur Wand. Diese Übung ist deshalb so hervorragend geeignet, weil sie eine gewisse Selbstkontrolle bietet. Du kannst mit den Händen nur dann weiter Richtung Wand gehen, wenn du deine Körperhaltung verbesserst, ansonsten hast du das Gefühl umzufallen. Sobald du nur noch eine Handbreite von der Wand entfernt bist, kannst du dir sicher sein, dass deine Körperhaltung perfekt ist.

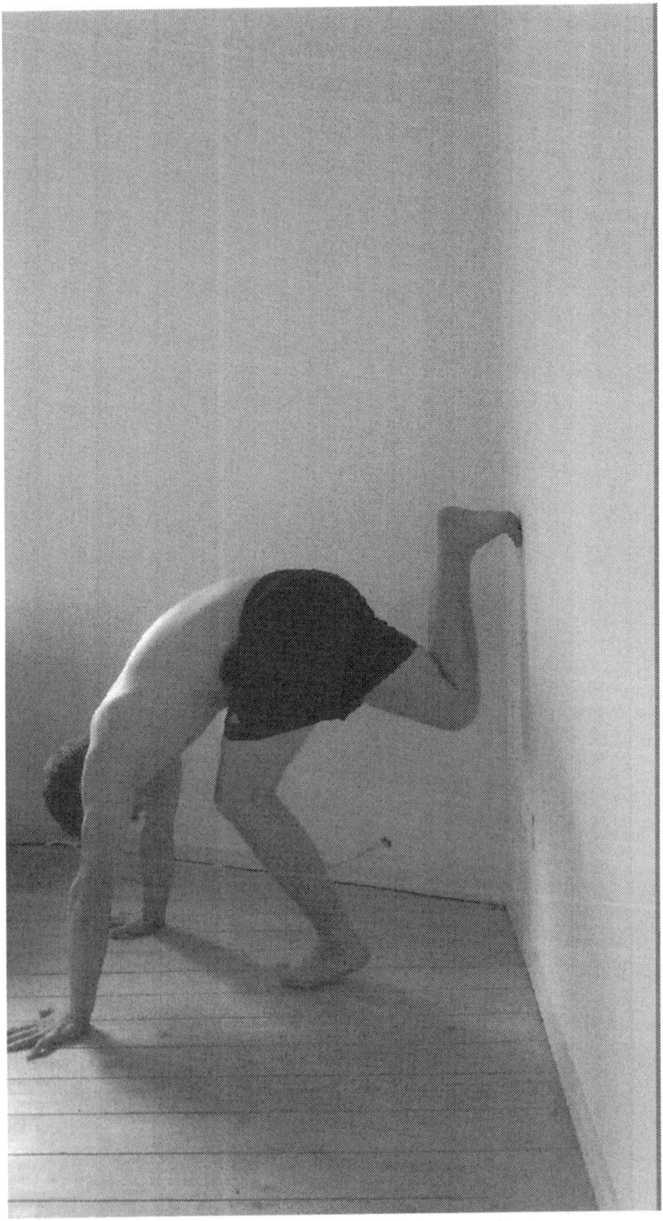

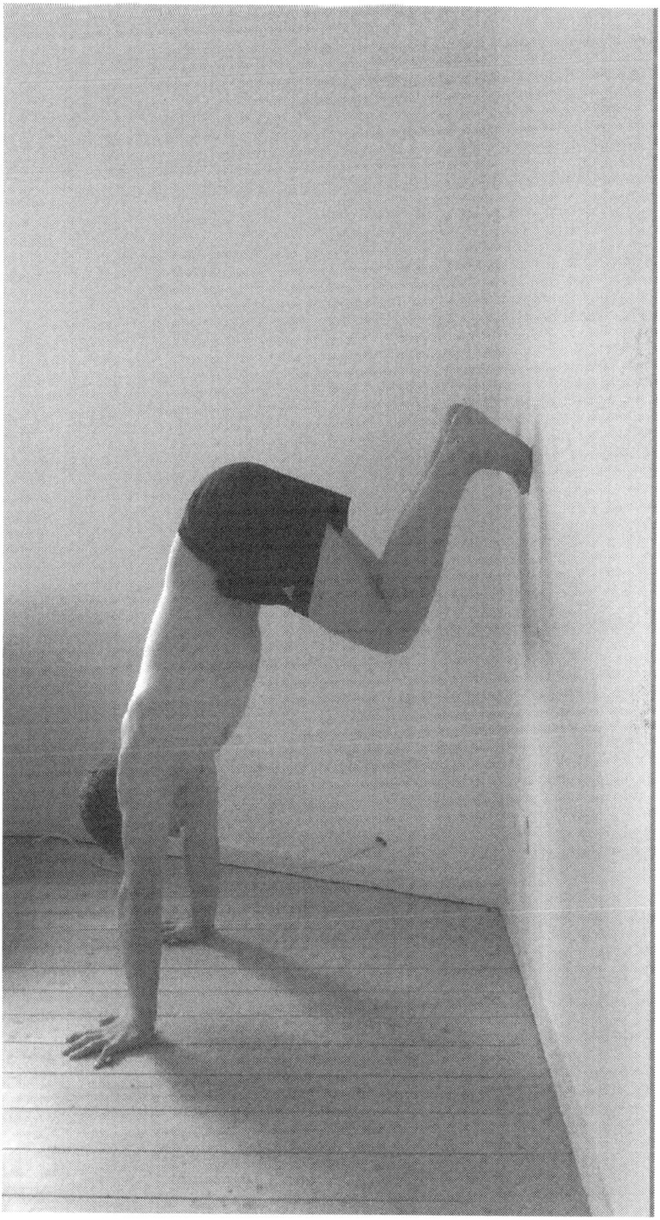

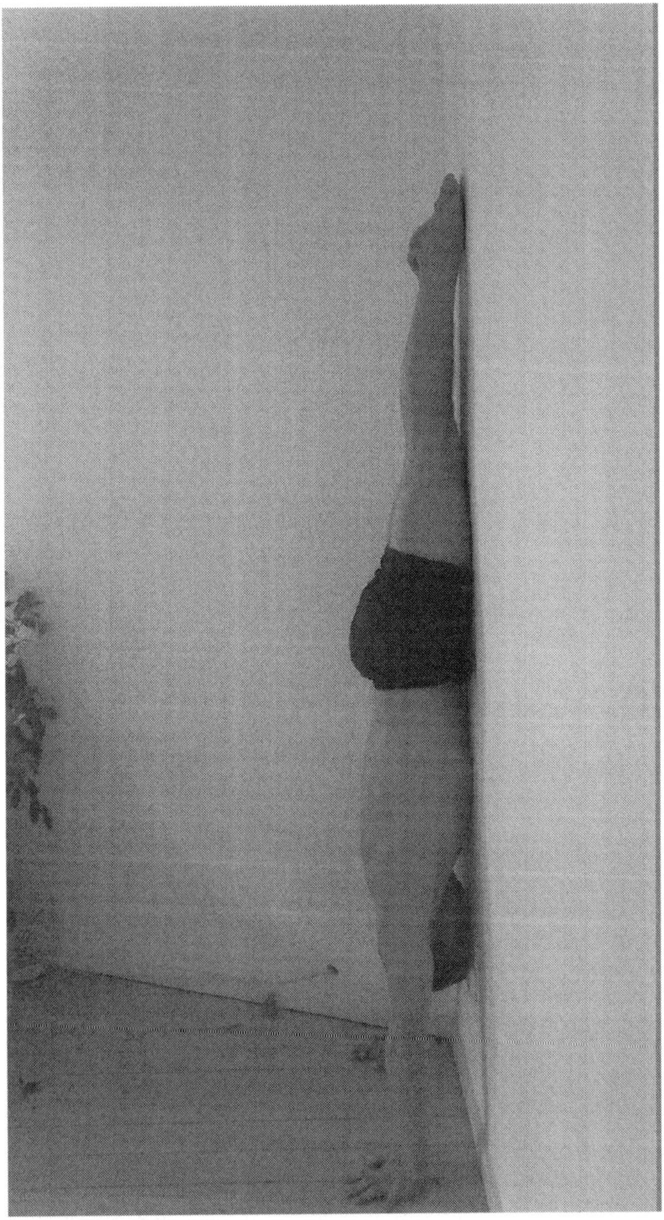

Position

- Handstand mit dem Bauch zur Wand
- Rückwärts an der Wand hochlaufen, um in die Position zu kommen

Ziel

- So nah wie möglich mit den Händen zur Wand
- Zwischen Kopf und Füßen mit dem ganzen Körper Kontakt zu Wand aufbauen

Ausführung

- Deine Hände sollten etwa schulterbreit voneinander entfernt sein. Spreize deine Finger so weit wie möglich, sodass du eine große Standfläche mit deinen Händen erzeugst.

- Spanne deinen Körper so stark wie möglich an. Insbesondere Bauch und Po sollten ganz fest sein.

- Drücke die Schultern in die Stützposition

- Strecke deine Füße, sodass sie mit dem Fußspann die Wand berühren.

- Drücke deine Stirn gegen die Wand.

- Strecke deinen Körper so weit wie du schaffst. Insbesondere dein Schulter-

Rumpf- Winkel und dein Hüftwinkel sollten genau 180° geöffnet sein.

Tipps

- Wenn deine Körperhaltung noch nicht ideal ist, wirst du das Gefühl haben umzukippen, sobald du der Wand sehr nah kommst. Das ist normal, benutze gegebenenfalls eine Kamera um zu schauen, wo genau du noch keinen vollständigen Kontakt zur Wand hast.
- Wenn du sehr viel Angst hast überzufallen, leg dir eine Matte oder Matratze vor die Wand.

Die Balance finden

Balance halten

Wenn du bis hierhin alles gemacht hast und dein Handstand mit dem Bauch zu Wand aussieht wie auf dem Foto, erstmal herzlichen Glückwunsch! Du verfügst jetzt über eine hervorragende Körperhaltung, die es dir ermöglicht, an deiner Balance im Handstand zu arbeiten. Um die Balance im Handstand zu halten, stehen dir genau zwei Möglichkeiten zur Verfügung:

1. Regulierung des auf den Fingerspitzen lastenden Drucks

Für eine gute Balance während des Handstands sollten deine Finger so weit wie möglich gespreizt sein, um eine große Standfläche zu erzeugen. Stell dir dazu vor, du wolltest einen großen Basketball von oben mit einer Hand festhalten. So in etwa sollte sich deine Hand beim Handstand anfühlen.

Um feine Korrekturen deiner Balance vorzunehmen, reicht es völlig, den Druck der Fingerspitzen gegen den Boden zu regulieren. Dadurch veränderst du das Druckverhältnis zwischen Fingerspitzen und Handballen. So erzeugst du ein Drehmoment, welches dir hilft, deinen Körper um wenige Grad vor oder zurück kippen zu lassen

2. Vor- und Rücklage der Schulter

Für größere Korrekturen der Balance kannst du die Schulter über den Händen vor oder zurück schieben. Dies geschieht durch leichtes Öffnen und Schließen des Schulterwinkels.

Wichtig ist, dass beide Korrekturtechniken von den Schultern abwärts stattfinden (im Handstand betrachtet). Zwischen Schultern und Zehenspitzen bleibt dein Körper vollständig gestreckt und gespannt.

Bezogen auf die Balance im Handstand gibt es genau zwei Szenarien, die wir verhindern wollen: Ein Umfallen in Richtung deines Bauchs (Zurückfallen) und ein Umfallen in Richtung deines Rückens (Überfallen). Für beide Situationen werde ich dir Methoden zeigen, mit denen du deine Gleichgewichtslage wiedererlangst. Diese Methoden sollten gewissenhaft trainiert werden, sodass sie völlig automatisch in deinem Körper ablaufen.

Technik gegen Überfallen

Diese Balanceübung beginnt im Handstand mit dem Rücken zur Wand. Du hast bestimmt schon häufiger einen Handstand mit dem Rücken zur Wand gemacht, aber es gibt hier ein paar Punkte zu beachten.

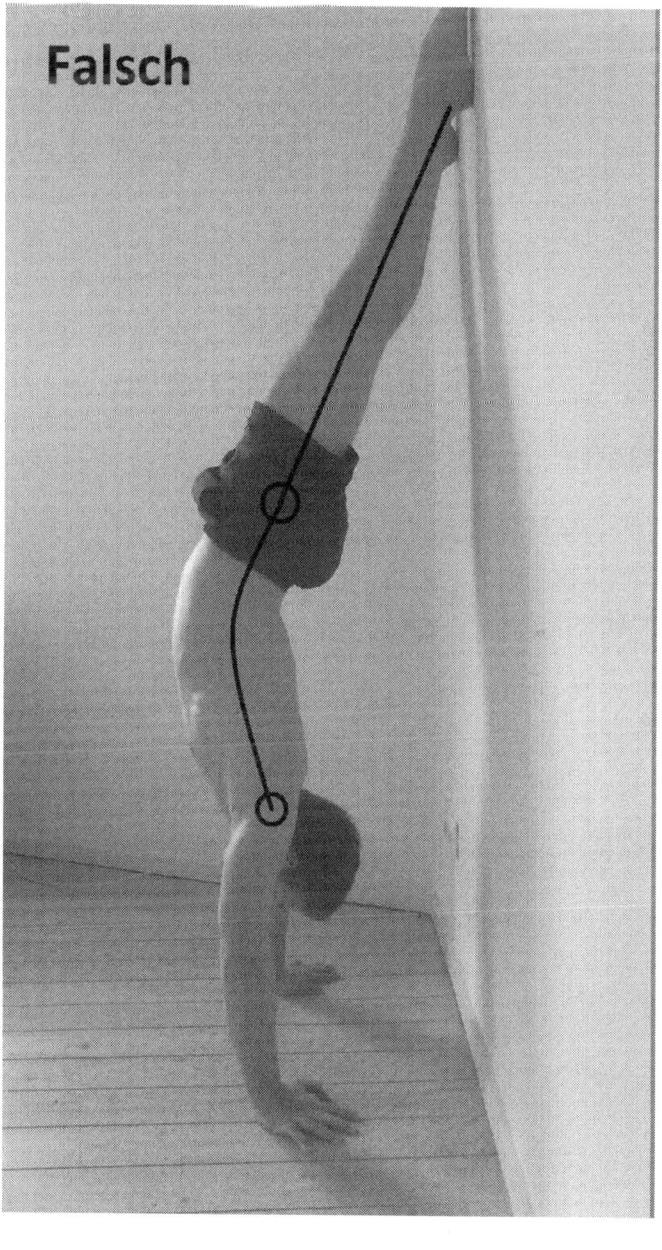
Falsch

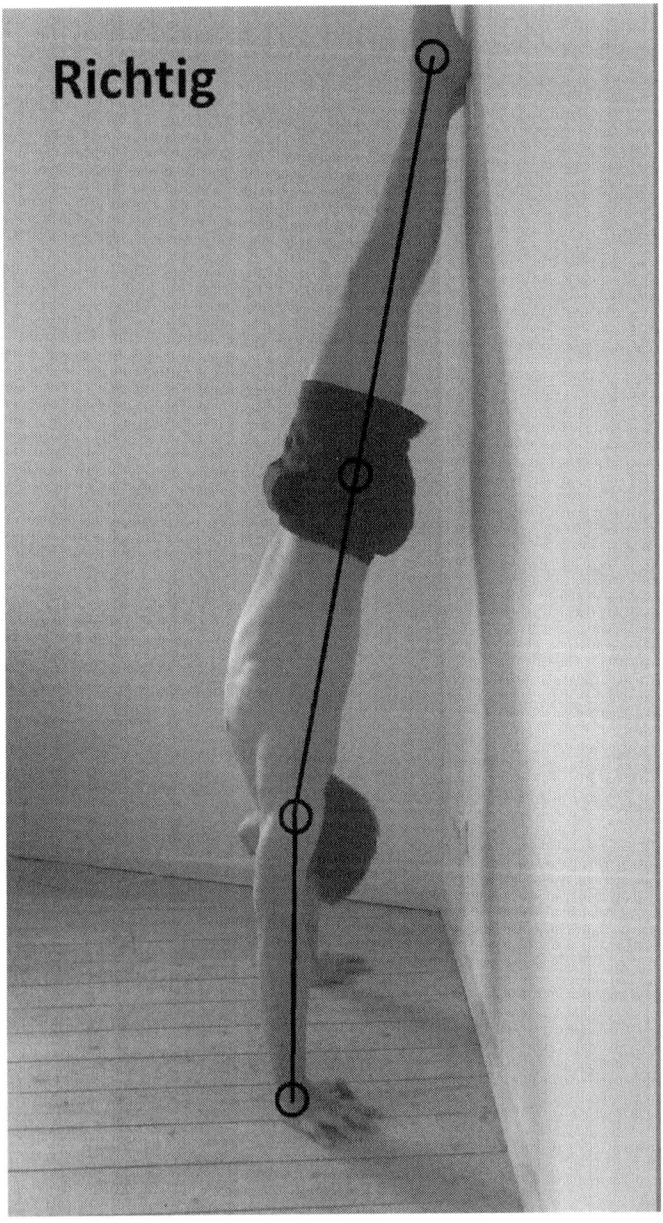
Richtig

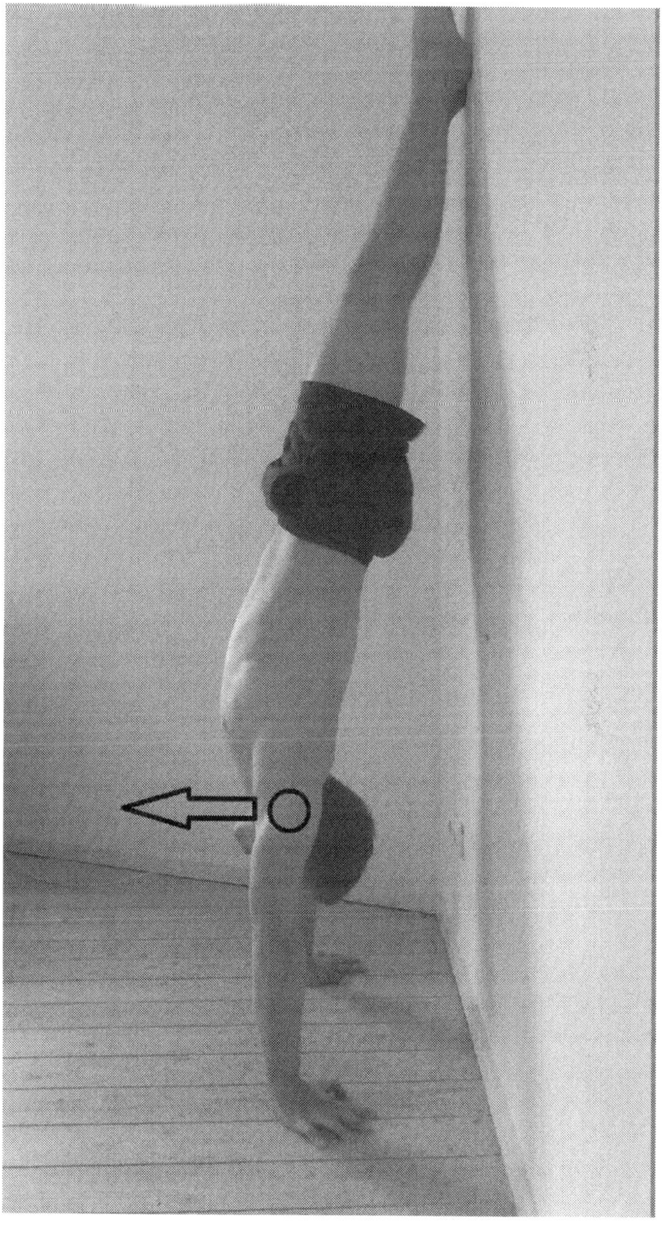

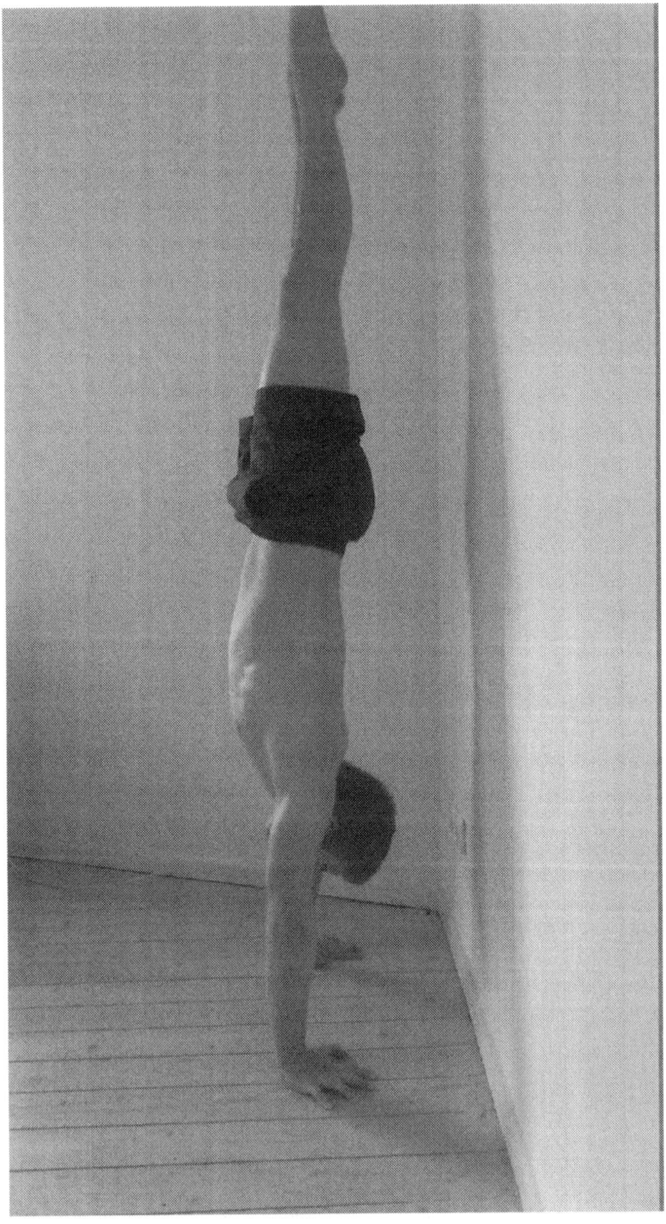

Ausgangsposition

- Handstand mit dem Rücken zur Wand
- Hände etwa 30 cm von der Wand entfernt
- Körper zwischen Füßen und Schulter komplett gestreckt (kein Hohlkreuz!)
- Spannung im gesamten Körper
- Schultern in Stützposition

Ausführung

- Stark mit Fingern in den Boden drücken
- Schultern weit öffnen und von der Wand wegbewegen
- Füße werden sich ganz langsam von der Wand lösen (Abstoßen nicht notwendig!)
- Kontrollierter Übergang in einen freien Handstand

Tipps

- Achte während der ganzen Übung auf eine gerade Linie zwischen Schulter, Hüfte und Füßen und benutze im Zweifelsfall eine Kamera!
- Je weiter du dich von der Wand entfernst, desto anspruchsvoller wird die Übung

Technik gegen Zurückfallen

In diesem Kapitel zeige ich dir eine Technik gegen Umfallen in Richtung deines Bauches (Zurückfallen). Sie folgt demselben Prinzip wie die vorherige Übung und wird wieder im freien Handstand enden.

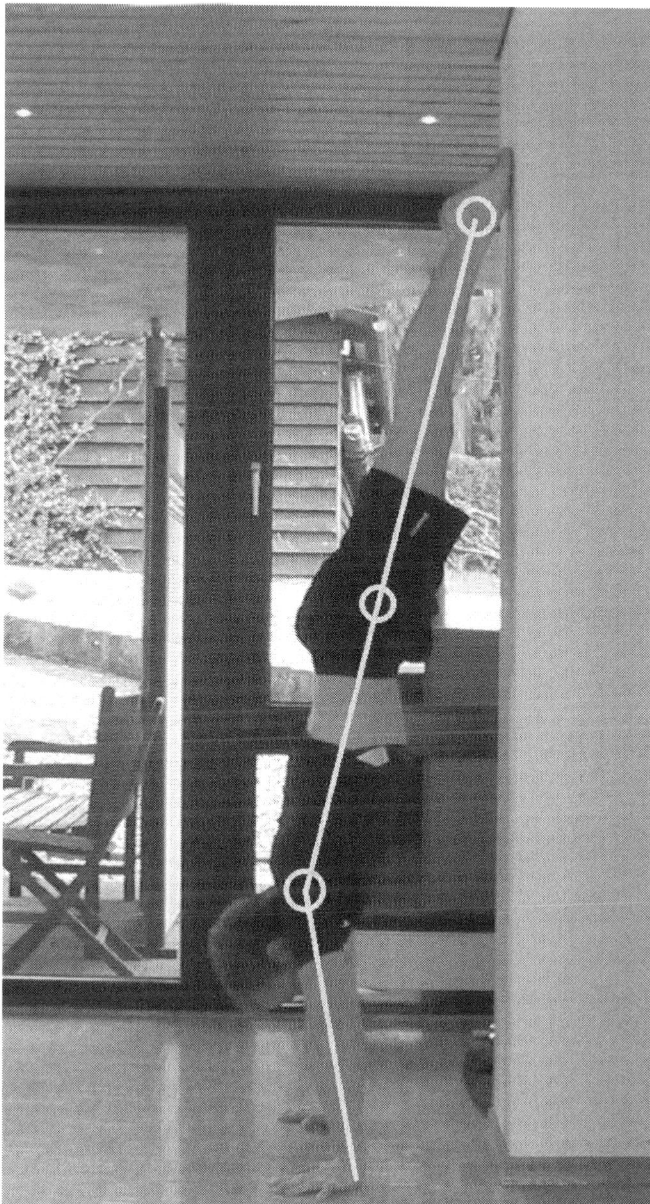

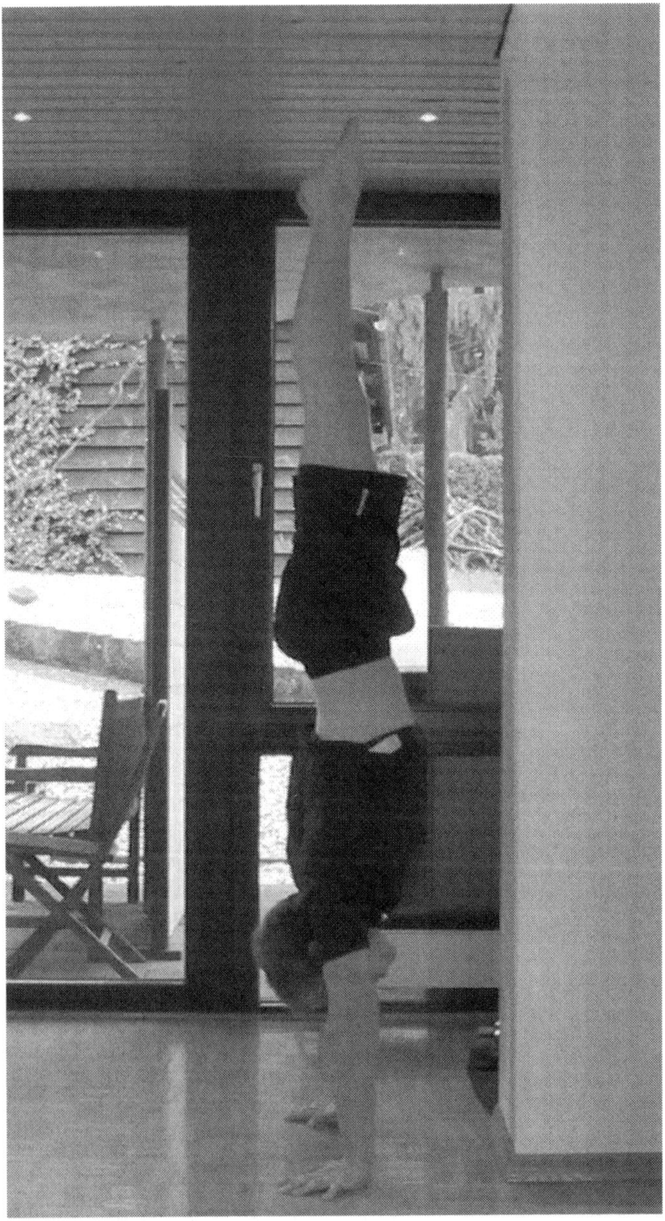

Ausgangsposition

- Handstand mit dem Bauch zur Wand
- Hände etwa 30 cm von der Wand entfernt
- Körper zwischen Füßen und Schulter komplett gestreckt (kein Hohlkreuz!)
- Spannung im gesamten Körper
- Schultern in Stützposition

Ausführung

- Gewichtsverteilung in den Händen Richtung Handwurzel verlagern (kein Druck auf die Fingerspitzen!)
- Schulterwinkel leicht schließen und Schultern von der Wand wegbewegen
- Füße werden sich ganz langsam von der Wand lösen (Abstoßen nicht notwendig!)
- Kontrollierter Übergang in einen freien Handstand

Tipps

- Achte während der ganzen Übung auf eine gerade Linie zwischen Schulter, Hüfte und Füßen und benutze im Zweifelsfall eine Kamera!
- Je weiter du dich von der Wand entfernst, desto anspruchsvoller wird die Übung
- Leg dir eine Matte oder Matratze vor die Wand, falls du noch nicht kontrolliert Überfallen kannst

Aufschwingen in den freien Handstand

In den vorherigen Kapiteln hast du alles zur richtigen Körperhaltung und perfekten Balance gelernt. Mit den gelernten Techniken und ein wenig Übung solltest du nun in der Lage sein, einen freien Handstand zu halten. Dieses Wissen ist natürlich nutzlos, wenn du nicht in der Lage bist, erstmal in die Handstandposition zu kommen. Deshalb zeige ich dir im Folgenden das korrekte Aufschwingen in den Handstand.

Wir nähern uns der richtigen Technik mit zwei Vorübungen. Dabei starten wir zunächst niedrig, um die Angst vor der Bewegung so gering wie möglich zu halten.

Kniendes Aufschwingen

Die erste Vorübung startet aus einer knienden Position. Dadurch wird die Bewegung enorm verlangsamt und du kannst dich viel mehr auf deine Beine konzentrieren. Aus den Beinen kommt nämlich der gesamte Schwung.

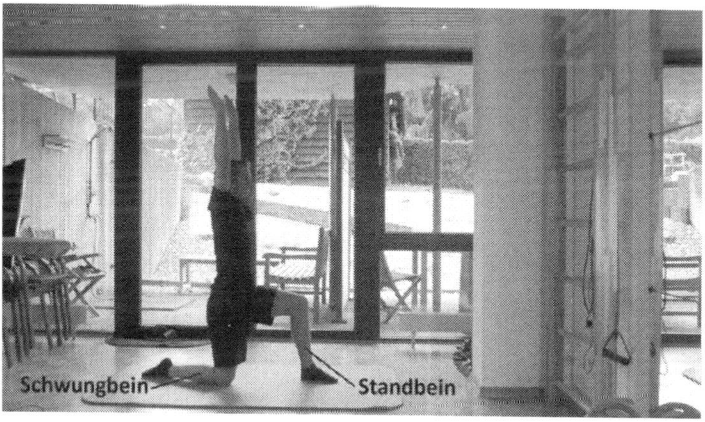
Schwungbein
Standbein

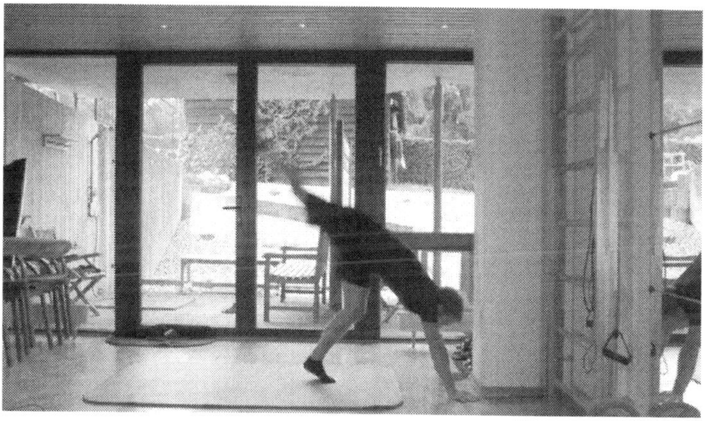

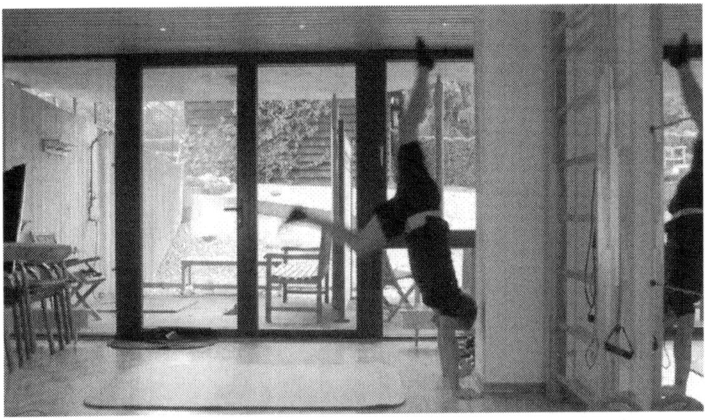

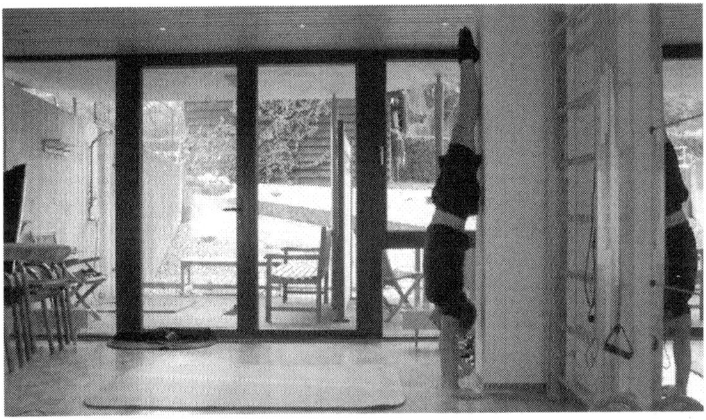

Ausgangsposition

- Ein Bein kniend (Schwungbein), ein Bein vor dir aufgestellt (Standbein)
- Etwa ein Meter Abstand zur Wand

Ausführung

- Hände langsam und möglichst weit entfernt von dir aufsetzen

- Kräftiges Abstoßen vom Standbein und schnelles Schwingen des Schwungbeines in Richtung Wand
- Beine schließen und im Handstand enden

Tipps

- Versuche den Abstand zur Wand so groß wie möglich zu halten. Das macht es dir leichter, deinen Schulterwinkel zu öffnen.
- Falls du Probleme hast, genug Schwung zu generieren: konzentriere dich darauf, dein Schwungbein möglichst schnell Richtung Wand zu schwingen.

Gehockter Handstand

Die folgende Übung ist deutlich schwerer als die bisherigen. Sie startet in einer Hockposition und endet in einem gehockten Handstand. Im gehockten Handstand musst du dir weniger Gedanken um deine Körperhaltung machen und kannst dich mehr auf deine Schultern und Hände während des Aufschwingens konzentrieren.

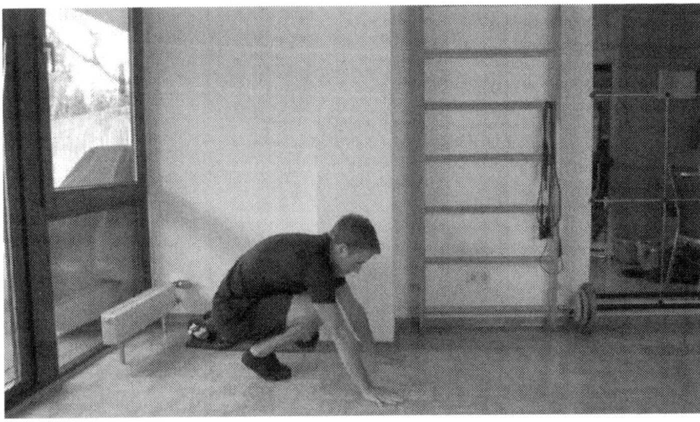

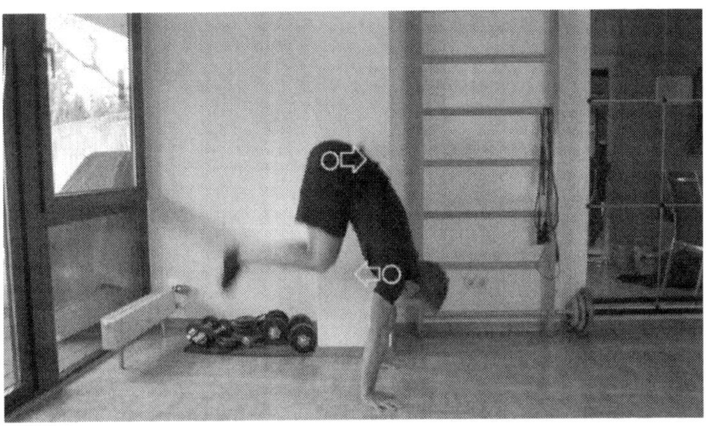

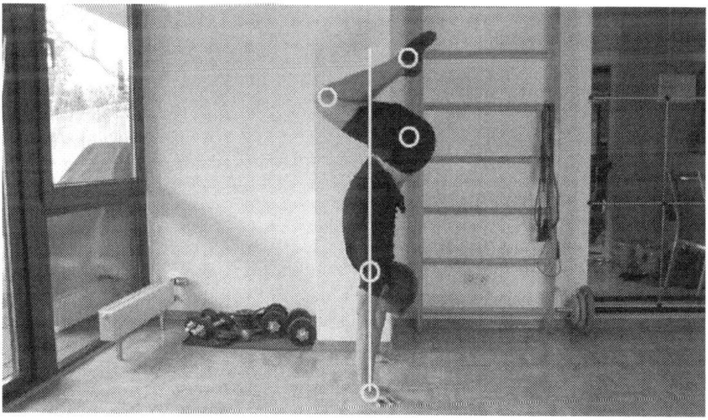

Ausgangsposition

- Hockend
- Hände auf dem Boden aufgesetzt
- Schultern befinden sich hinter den Händen

Ausführung

- Kräftiges Abspringen aus der Hockposition
- Gesäß schnell über den Kopf führen bis hinter Arme und Hände
- Schultern während der Bewegung kräftig gegen die Bewegungsrichtung schieben und Schulterwinkel aktiv öffnen

Tipps

- Entscheidend für den Erfolg der Übung ist die Arbeit der Schulter! Stell' dir eine vertikale Linie vor, die durch deine Fingerspitzen verläuft. Deine Schulter darf während der Absprungbewegung niemals über diese Linie hinaus gehen! Eine schnelle Öffnung des Schulterwinkels ist hierfür notwendig.

Aufschwingen aus dem Stand

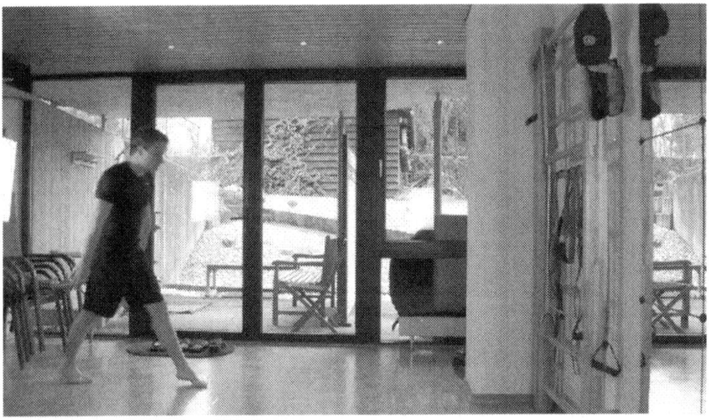

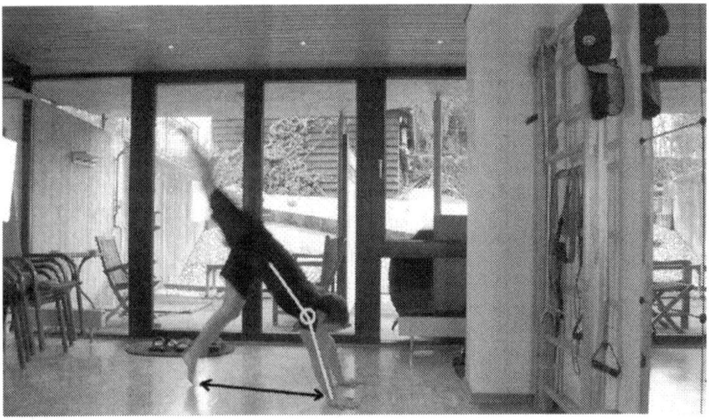

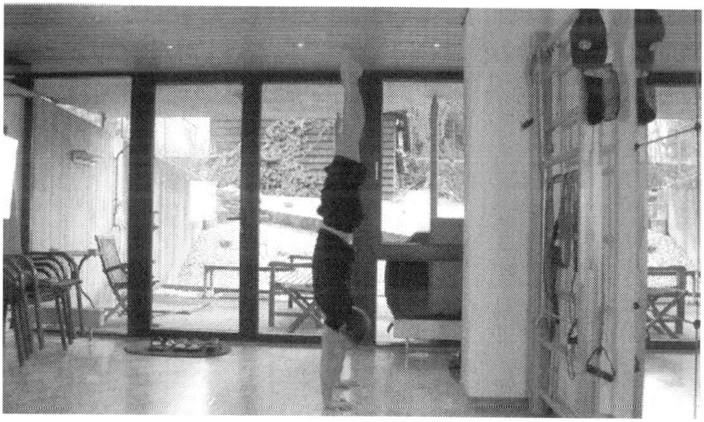

Ausgangsposition

- Herabhängende Arme
- Schrittstellung

Ausführung

- Hände möglichst weit entfernt auf den Boden setzen (nicht auf die Hände springen)
- Hände langsam und kontrolliert absetzen (Schwung wird nur aus den Beinen generiert)
- Abstoßen vom Standbein und gleichzeitig schnelles Schwingen des gestreckten Schwungbeins
- Schulterwinkel vollständig öffnen
- Schulter vollständig herausgedrückt (versuchen, möglichst groß zu werden)
- Balancekorrektur mit Fingern und Schulter
- Stehen im freien Handstand

Tipps

- Wenn du häufig entweder zu viel oder zu wenig Schwung nimmst, versuche die Beine später zu schließen. Du kannst versuchen, deinen Handstand zu balancieren, während sich deine Beine noch in einer Schrittstellung befinden. Schließe die Beine dann einfach langsam, sobald du dich im Gleichgewicht befindest. Diese Übung hilft oftmals den Schwung besser zu dosieren.
- Wenn du noch Angst vor dem freien Handstand hast, übe das Aufschwingen zunächst mit einem Trainingspartner oder leg' dir eine Matratze oder Matte auf den Boden.

Aus Fehlern lernen

Ich habe dir in den bisherigen Kapiteln ein System an die Hand gegeben, mit dem du den Handstand in möglichst kurzer Zeit lernen kannst. In den folgenden Kapiteln zeige ich dir die drei häufigsten Fehler, welche beim Handstand auftreten. Ich rate dir, dich selbst einmal zu filmen! Ich bin mir sicher, du wirst noch Optimierungsmöglichkeiten finden. Zusätzlich möchte ich noch erwähnen, dass die Fehler selten isoliert auftreten. Wenn du also beispielsweise ein Problem mit deiner überstreckten Hüfte hast, könnte eine Korrektur des Schulterwinkels helfen. Solche Korrelationen treten sehr häufig auf.

Haltung des Kopfes

Vielleicht wirst du es nicht glauben, aber die Position deines Kopfes ist für einen guten Handstand absolut essentiell. Die Position des Kopfes beeinflusst nämlich in großem Maße die Haltung unseres restlichen Körpers. Probiere es ruhig aus: Wenn du den Kopf in den Nacken nimmst, neigt dein Rücken dazu, eine Hohlkreuz-Position einzunehmen. Wenn du den Kopf auf die Brust nimmst, neigst zu intuitiv dazu, einen leichten Buckel zu machen.

Genau dieses Verhalten müssen wir auch beim Handstand berücksichtigen beziehungsweise können es uns zunutze machen. Ich hatte dir ja bereits erklärt, dass ein guter Handstand möglichst gerade ist. Wo sollte sich also der Kopf befinden? Richtig, in einer möglichst neutralen Position! Leider neigen Anfänger oft dazu, ihren Kopf weit in den Nacken zu legen. Die Folgen sind ein ausgeprägtes Hohlkreuz und ein Überkippen im Handstand.

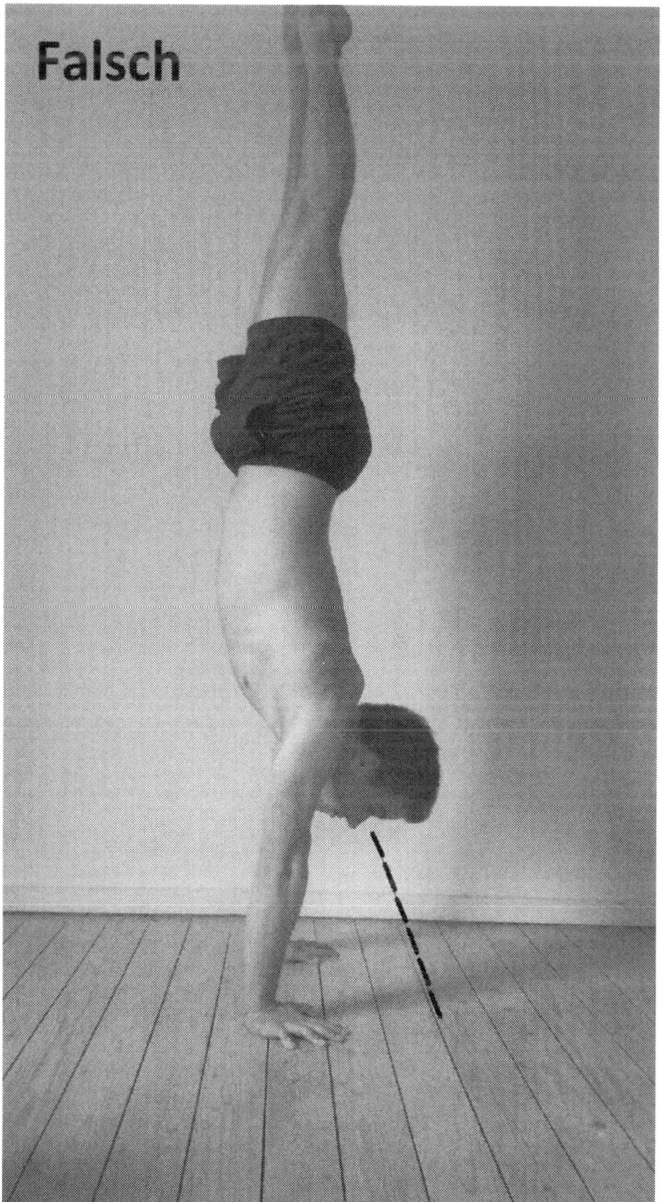
Falsch

Vielleicht geht es dir wie mir: ich finde es sehr beruhigend, beim Handstand den Boden sehen zu können. Es verleiht einfach ein Gefühl von Sicherheit und man merkt sofort, wenn man in irgendeine Richtung umkippt. Würden wir den Kopf wie im Alltag komplett gerade halten, ist das aber leider nicht möglich. Deshalb habe ich für mich selber einen Kompromiss gefunden, zu dem ich auch dir raten möchte:

Ich nehme den Kopf genau so weit in den Nacken, dass ich meine Fingerspitzen gerade noch im Blickfeldrand sehen kann. Dadurch kann ich den Boden sehen, habe ein Gefühl der Sicherheit und diese Position des Kopfes hat noch keine nennenswerten negativen Einflüsse auf meine Körperhaltung.

Letztendlich muss jeder für sich selbst die optimale Kopfposition finden. Denke nur immer daran: der Kopf steuert den Körper. Wenn du also merkst, dass du ein starkes Hohlkreuz im Handstand hast, suche den Fehler zunächst in deiner Kopfhaltung!

Der Schulterwinkel

Ein weiterer Punkt, welcher womöglich auch deinen Handstand betrifft, ist eine unzureichende Streckung des Schultergelenks. In der Einleitung habe ich bereits erklärt, wie wichtig aktive und passive Schulterbeweglichkeit sind. Falls du immer noch dazu neigst, deinen Schulterwinkel zu stark zu schließen, empfehle ich dir, die empfohlenen Übungen für Beweglichkeit und Kraft in der Schulter nochmals gewissenhaft zu wiederholen.

Falls du in der Schulter grundsätzlich fit bist und nur während des Handstandes Probleme hast, empfehle ich dir, nochmal den Handstand mit dem Bauch zur Wand zu üben. Achte darauf, aus der Schulter heraus möglichst stark Richtung Wand zu drücken, sodass dein Körper zwischen Kopf und Zehenspitzen Kontakt zur Wand hat. Benutze gegebenenfalls eine Kamera, um deine Körperhaltung zu vergewissern!

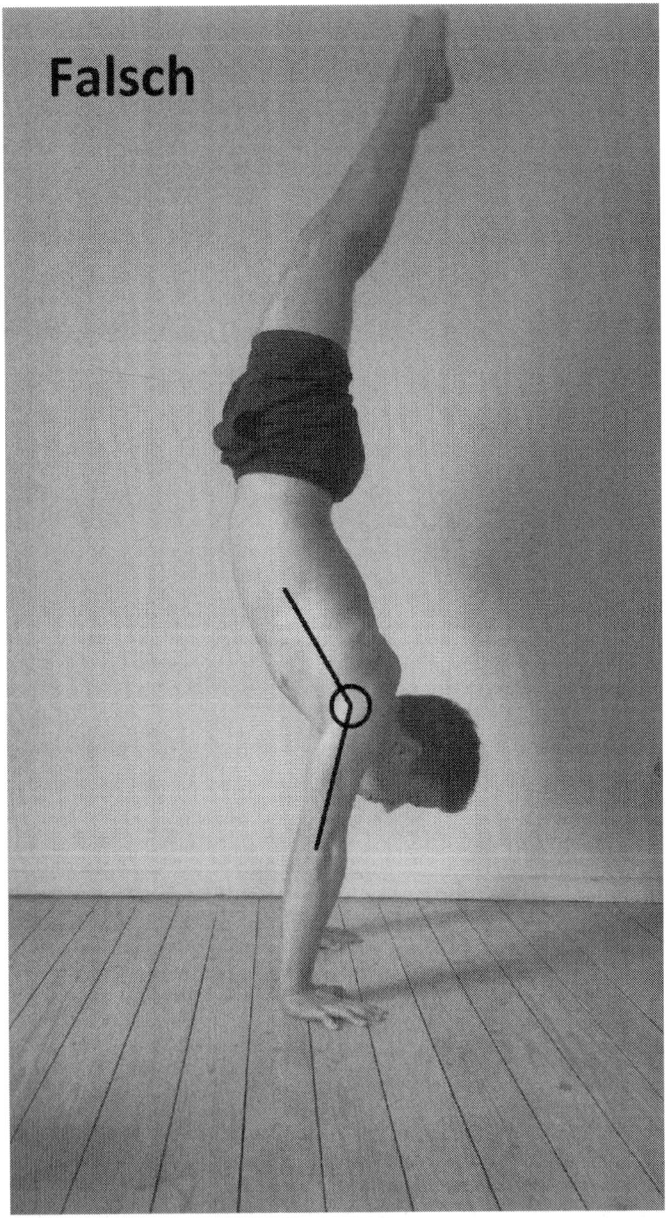
Falsch

Der Hüftwinkel

Das letzte große Problem ist ein überstreckter Hüftwinkel. Dieser führt in den meisten Fällen zu einer Hohlkreuz-Position während des Handstands, welche unbedingt vermieden werden sollte. Diese führt nämlich in den meisten Fällen zum Überfallen nach Hinten, und hier kann dir nicht mal eine gute Schulterarbeit helfen.

Häufig korreliert das Problem mit einem unzureichend geöffneten Schulterwinkel. Durch die Überstreckung der Hüfte kann der Schwerpunkt über den Händen gehalten werden, während der Körper eine S-Form annimmt.

Falls dein Schulterwinkel in Ordnung ist, handelt es sich bei der überstreckten Hüfte vermutlich um ein reines Wahrnehmungsproblem. Also übe einfach nochmal den Handstand mit dem Bauch zur Wand, um ein Gefühl für die korrekte Position der Hüfte zu erhalten.

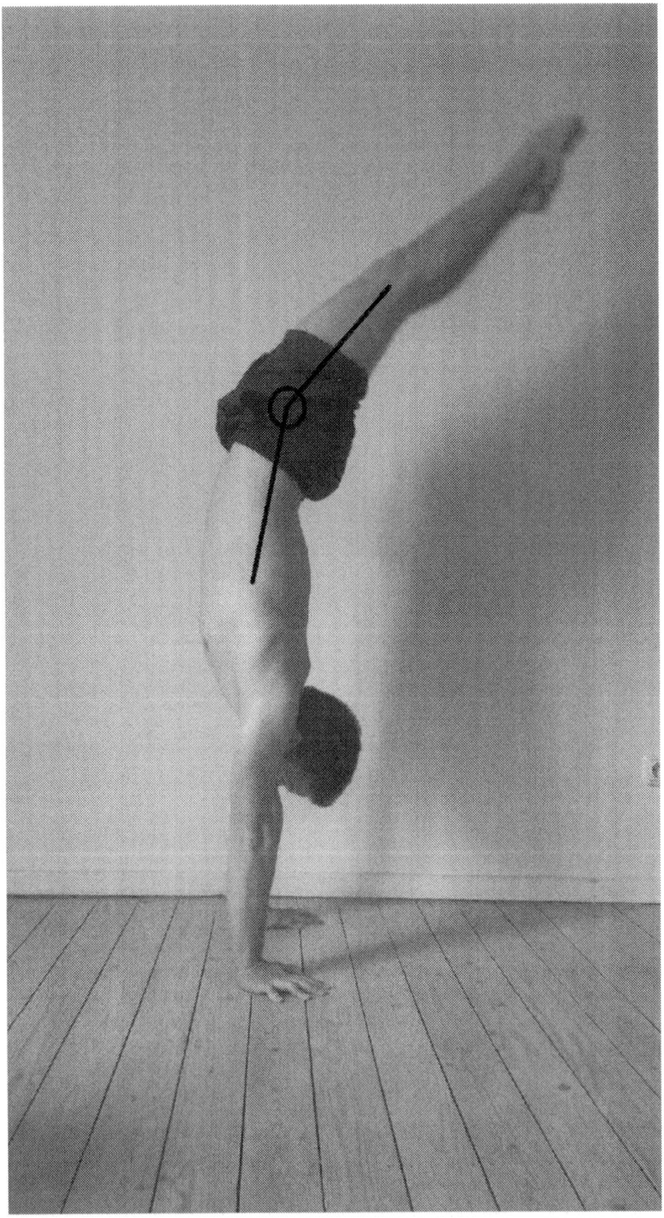

Tipps und Tricks zur Perfektion

Das chronische Hohlkreuz

Ich möchte mit dir noch ein ganz spezielles Problem besprechen, auf welches ich in letzter Zeit immer häufiger stoße: Das chronische Hohlkreuz. Damit ist eine sehr stark ausgeprägte S-Form der Wirbelsäule gemeint, welche nicht nur für den Handstand Nachteile mit sich bringt. Häufig stellen sich bei einem stark ausgeprägten Hohlkreuz auch schnell gesundheitliche Probleme ein, welche sich in chronischen Rückenschmerzen, Bandscheibenvorfällen usw. äußern.

Grund für die zunehmende Verschärfung dieser Thematik ist die überwiegend sitzende Haltung, welche wir im Alltag einnehmen. In Folge von Schreibtischarbeit und mangelnder Bewegung verkürzt sich vor allem unser Hüftbeuger (Musculus Iliopsoas). Der Hüftbeuger erstreckt sich vom Kopf des Oberschenkelknochens zur Lendenwirbelsäule und ist für die Klappbewegungen in der Hüfte zuständig. Wenn sich der Hüftbeuger verkürzt, wird die Lendenwirbelsäule nach vorne gezogen, wodurch die klassische Hohlkreuzposition entsteht. Die folgenden Dehnübungen zielen darauf ab, deinen Hüftbeuger wieder zu verlängern. Kombiniert mit dem Bauchmuskeltraining aus den vorherigen Kapiteln ist es ein wirksames Mittel um deine Hüfte wiederaufzurichten und eine gesunde Haltung zurückzuerlangen. Da es um Beweglichkeitssteigerung geht, empfehle ich für jede der Übungen eine Haltezeit von mindestens zwei Minuten. Ich möchte hier unbedingt darauf hinweisen, dass ich weder Arzt noch Physiotherapeut bin. Ich habe mir dieses Wissen in einem Lehrgang von einem erfahrenen Ausbilder angeeignet, und wende diese Methodik bereits lange bei mir selbst an. Wenn du bereits im Alltag Schmerzen hast, würde ich dringend empfehlen, einen Arzt aufzusuchen!

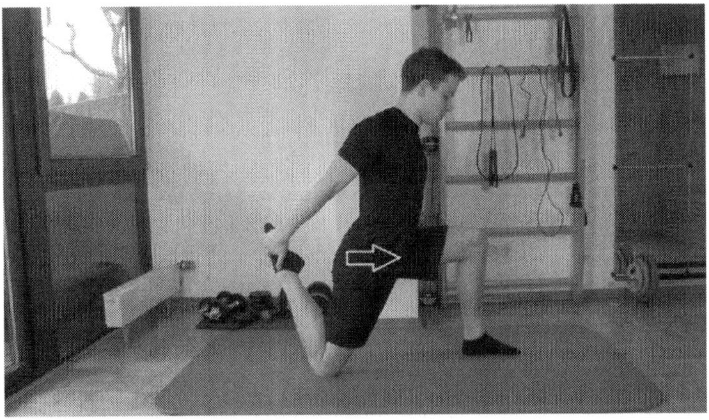

Ausgangsposition

- Tiefer Ausfallschritt
- Hinteres Knie auf dem Boden

Durchführung

- Hinteren Fuß greifen und nach oben ziehen
- Hüfte während der Übung nach vorne schieben

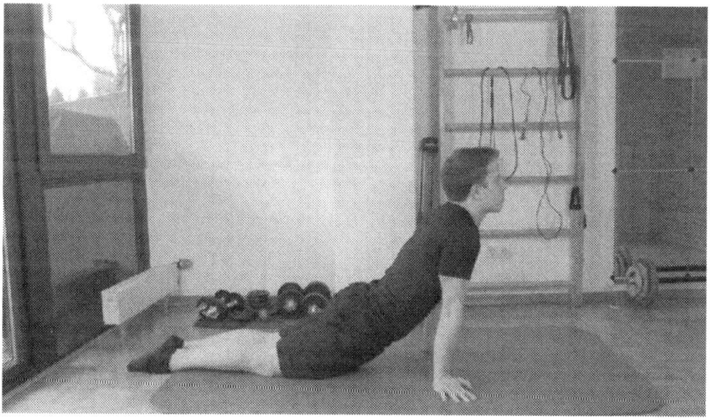

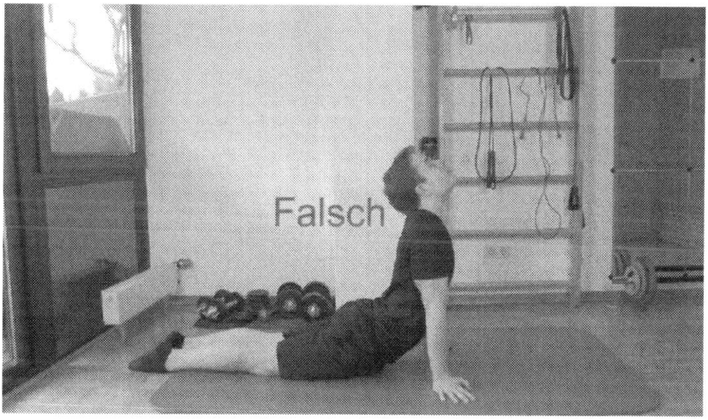

Ausgangsposition

- Aufgestützt mit durchhängenden Beinen

Ausführung

- Bauch anspannen
- Hüfte Richtung Boden
- Kein Hohlkreuz

Was tun gegen Überfallen?

Eine große Angst, mit der hauptsächlich Anfänger zu kämpfen haben, ist das Überfallen auf den Rücken. Am Anfang bin auch ich oft auf den Rücken gefallen, aber gleich zeige ich dir zwei effektive Techniken, um dich hiervor zu schützen.

Abrollen

Das Abrollen ist wohl die einfachste Möglichkeit, um einen Handstand in die gegenüberliegende Richtung zu verlassen. Auf hartem Boden ist das leider unangenehm. Daher möchte ich das Abrollen hier kurz anreißen. Wenn du spürst, dass du überfällst, beuge die Arme und nimm' den Kopf auf die Brust. Versuche die Arme ganz langsam weiter zu beugen, bis du mit Nacken und Schulterblättern den Boden berührst. Nun ziehe deine Knie zur Brust und versuche, dich möglichst klein zu machen. Der Rest geschieht quasi intuitiv.

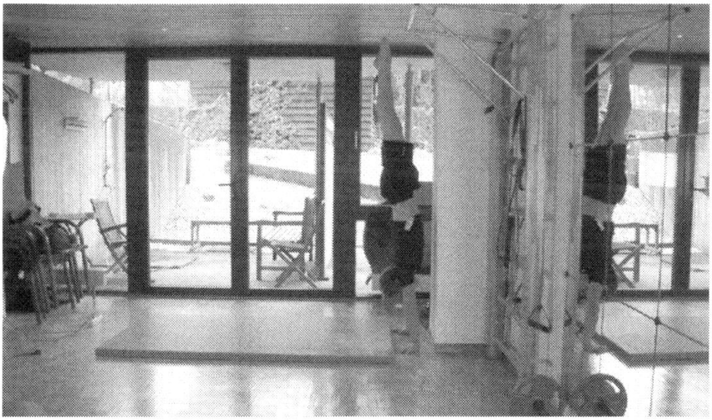

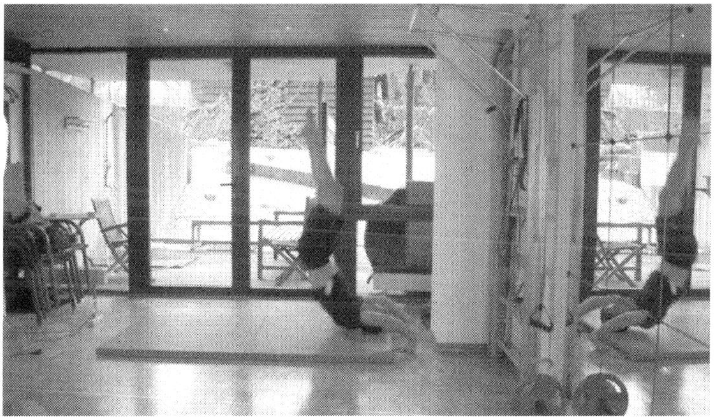

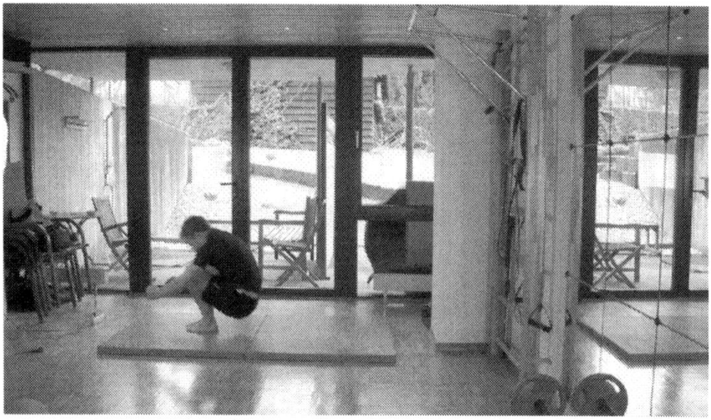

Ausgangsposition

- Überfallender Handstand

Ausführung

1. Arme beugen, Kinn berührt die Brust
2. Nacken auf dem Boden auflegen
3. Knie anziehen, bis sie fast die Brust berühren
4. Abrollen
5. Aufstehen

Fehler

- Kopf wird nicht auf die Brust genommen => Keine runde Abrollbewegung und ggf. Schmerzen am Rücken
- Knie werden nicht vollständig angezogen => Keine runde Abrollbewegung und ggf. Schmerzen am Rücken

Rad aus dem Handstand

Ein bisschen fortgeschrittener (aber auch nicht schwierig!) ist das Rad aus dem Handstand. Das Rad hat den Vorteil, dass du sofort mit den Füßen auf dem Boden landest. Daher kann dir ein harter Untergrund, anders als beim Abrollen, hier völlig egal sein. Du kannst das Rad also quasi in jeder Situation verwenden.

Zuerst solltest du festlegen, in welche Richtung du dich drehen möchtest. Am einfachsten geht das, indem du beobachtest, welches Bein du nach vorne setzt, wenn du in den Handstand schwingst. Solltest du deinen Schritt mit dem linken Bein machen, dann wirst du vermutlich auch über den linken Arm drehen. Das bedeutet, dass dein linker Arm auf dem Boden bleibt. Umgekehrt gilt es für alle, die ihren Schritt mit rechts machen.

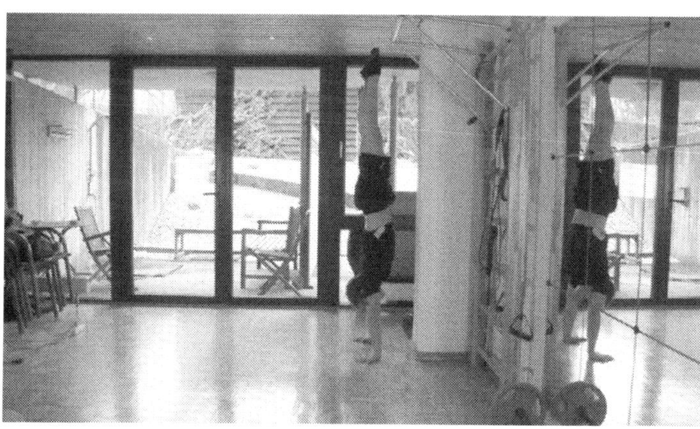

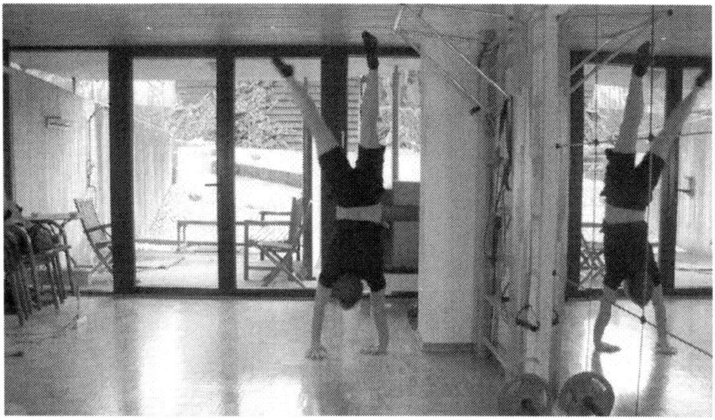

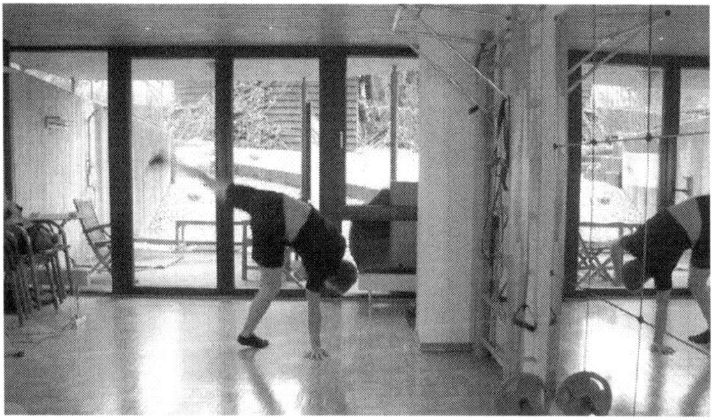

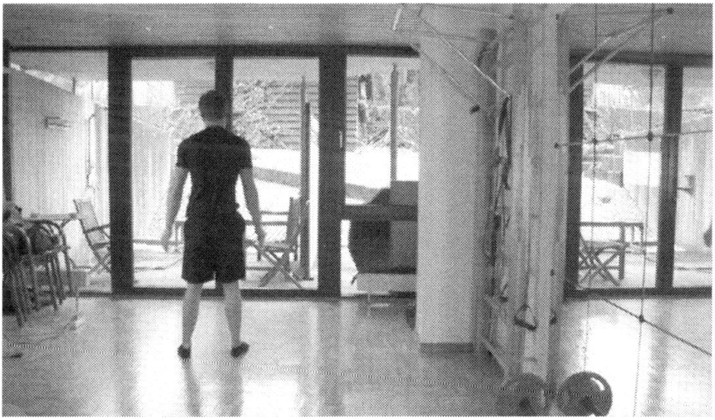

Ausgangsposition

- Überfallender Handstand

Ausführung

1. Rumpf verdrehen, sodass er seitlich zu deiner Bewegungsrichtung steht.
2. Von einer Hand abstoßen und in Bewegungsrichtung in eine Linie mit der zweiten Hand platzieren
3. Mit dem Bein, welches in Bewegungsrichtung liegt versuchen, den Boden zu erreichen.
4. Zweites Bein absetzen und aufrichten.

Laufen im Handstand

Am Anfang ist es wirklich schwierig, den optimalen Punkt zu finden, um komplett senkrecht zu stehen. Oft wirst du beim Aufschwingen in den Handstand entweder zu viel oder zu wenig Schwung haben. Mir hat es damals sehr geholfen, bei Bedarf im Handstand vor und zurück zu laufen, um mein Gleichgewicht wiederzufinden.

Der Prozess des Laufens im Handstand ist ziemlich intuitiv und bedarf keiner besonders umfangreichen Erklärung. Am einfachsten ist es, erstmal in Richtung deines Rückens zu laufen, später kannst du in jede beliebige Richtung laufen.

Sobald du merkst, dass du nach hinten überkippen wirst, verlagere dein Gewicht ganz leicht auf einen Arm und versuche, die andere Hand vom Boden zu lösen. Setze sie so schnell du kannst ca. 10 cm nach vorne. Wichtig ist, dass du weiterhin deine Körperspannung behältst!

In vielen Fällen wird ein Schritt schon reichen, um deine Hände wieder unter deinen Schwerpunkt zu bekommen. Später kannst du auch versuchen, mehrere Schritte zu machen.

Warnung:

Beim Laufen im Handstand ist es **sehr einfach,** seine Balance zu halten. Leider ist es so verlockend, dass viele Anfänger dazu neigen, ihren Handstand nicht mehr mit Hilfe der Handgelenke und Schultern auszubalancieren und daher nicht stehenbleiben können. Ein guter Handstand zeichnet sich eben dadurch aus, dass man nicht zu laufen braucht!

Handstand auf Griffen

Handstandgriffe können dir das Erlernen des Handstandes deutlich erleichtern. Vielleicht hast du bereits gemerkt, dass deine Handgelenke vom Üben der Handstände leicht schmerzen. Das liegt vor allem daran, dass das Handgelenk auf dem Boden um 90° abgeknickt und zusätzlich belastet wird. Unsere Handgelenke sind so intensives Abknicken nicht gewohnt und beginnen zu schmerzen.

Auf Handstandgriffen hast du die Möglichkeit, dein Handgelenk in einer völlig neutralen Position zu halten und somit Schmerzen vorzubeugen.

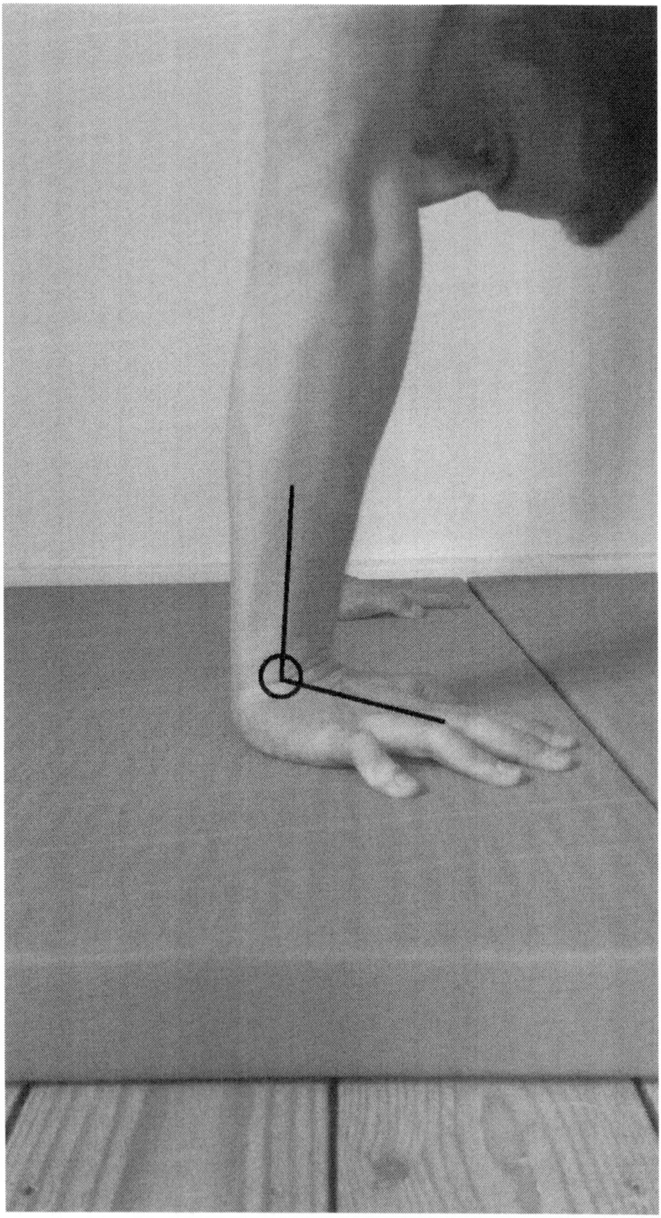

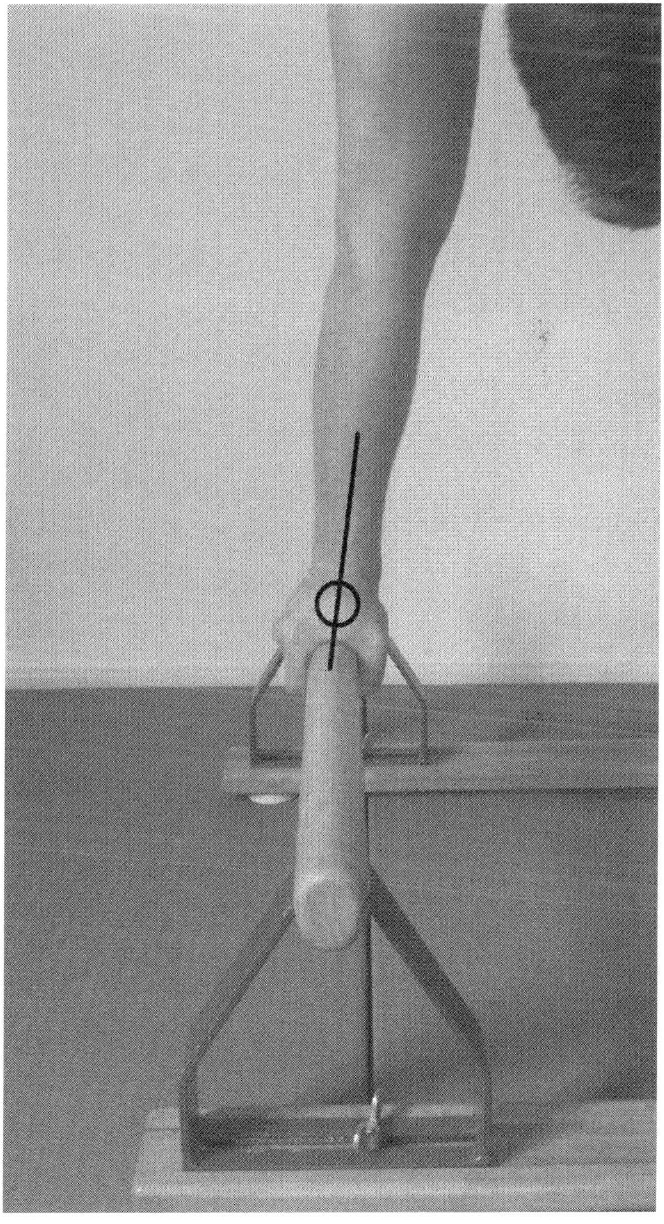

Ich benutze häufig einen sogenannten Handstandbarren. Leider ist dieser ziemlich teuer. Glücklicherweise gibt es im Internet genug Angebote für einfache Handstandgriffe. Diese funktionieren genauso gut. Doch Vorsicht vor Billigprodukten! Gute Handstandgriffe sind aus Holz gefertigt. Minderwertige Griffe für unter 20 € sind nur für Liegestütze und Krafttraining geeignet! Besondere Beachtung solltest du dem Griffdurchmesser schenken. Ich würde hier mindestens 4 cm wählen, da du so über eine größere Grifffläche verfügst. Dünnere Griffe beginnen außerdem häufig in der Hand zu schmerzen.

Unterwegs benutze ich die Griffe der Firma Pullup&Dip und bin sehr zufrieden. Du findest sie bei Amazon als kurze und als lange Version (Links auf meiner Website!).

Nachwort

Wenn du bis hierhin gekommen bist und nicht nur gelesen, sondern auch trainiert hast, möchte ich dich an dieser Stelle zu deinem eisernen Willen beglückwünschen!

Mir ist bewusst, dass es wirklich nicht einfach ist, einen guten Handstand zu lernen. Es wird nötig sein, die Übungen in diesem Buch sehr oft zu wiederholen. An manchen Stellen ist es bestimmt auch notwendig, einen Schritt zurück zu gehen, nur um anschließend zwei Schritte voranzuschreiten!

Ich selbst habe auch lange gebraucht, um den Handstand so zu beherrschen, wie er jetzt ist. Und wenn ich lange sage, dann meine ich Jahre. Aber eins kann ich dir versichern: Wenn du fleißig trainierst, wirst du deutlich schnelleren Erfolg haben als ich! Hast du den Handstand einmal richtig gelernt, wirst du ihn dein Leben lang nicht mehr verlernen :-) Wenn dir das Buch gefallen hat, könntest du mich mit einer Bewertung bei Amazon sehr unterstützen.

Viel Erfolg auf deinem Weg wünscht dir

Max Röhrig

Noch mehr lernen

Wenn du noch mehr zum Thema Handstand und Turnen im allgemeinen lernen möchtest, empfehle ich dir ebenfalls einen Blick auf meine Website: www.stehen-auf-haenden.de

Du findest dort sowohl Videos zu den im Buch gezeigten Übungen, als auch eine ausführliche Anleitung zu **Handstand Pushups** (Handstand Liegestützen).

Hast du Fragen oder Anregungen? Du brauchst Tipps zu deinem Handstand? Schreib mir einfach unter handstand.lernen@gmail.com

Haftungsausschluss

Der Inhalt dieses Buches wurde mit größter Sorgfalt erstellt und geprüft. Für die Vollständigkeit, Richtigkeit und Aktualität der Inhalte kann jedoch keine Garantie übernommen werden. Der Inhalt dieses Buches repräsentiert die persönliche Erfahrung und Meinung des Autors und dient nur dem Unterhaltungszweck. Der Inhalt sollte nicht mit medizinischer Hilfe verwechselt werden. Es wird keine juristische Haftung oder Verantwortung für die Schäden übernommen, die durch kontraproduktive Ausübung oder durch Fehler des Lesers entstehen. Es kann auch keine Garantie für Erfolg übernommen werden. Der Autor übernimmt daher keine Verantwortung für das Erreichen der im Buch genannten Ziele.

Impressum

Max Röhrig

Duckterather Weg 57b

51469 Bergisch Gladbach

handstand.lenen@gmail.com